U0021660

正是時候
開始中醫芳療 下集

54個對證芳療配方

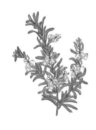

現代人常見身心問題的芳療應用

以精油結合養生，提升療癒效果！

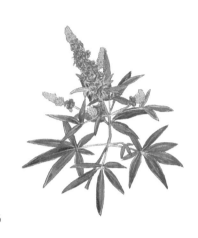

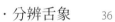
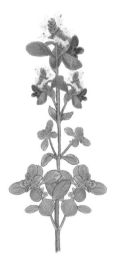

第二章　建立身體黃金防護線——肺金

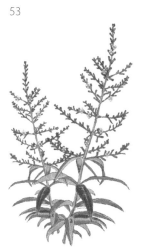

第三章　固養先天之本——腎元

第四章 女性乳腺與子宮保養——肝木

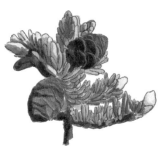

第五章　改善上熱下寒體質──引火歸元

第六章　過敏體質的芳香呵護

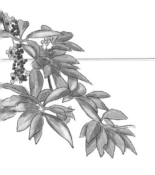

第七章　抒壓放鬆解煩燥──改善失眠

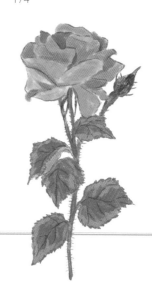

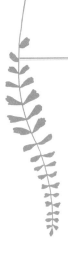

前言

　　在《正是時候開始中醫芳療・上集》中，我們介紹了現代人喜愛的芳香療法，從中醫「氣」的角度來探討蘊含天地能量的芳香精油，以及芳香植物悠久的運用歷史，並詳盡說明精油基礎實用資訊與功效詳解。希望讀者們對精油有一定認識與了解後，在接下來的臨床實際運用上更加得心應手。

　　現在我們在《正是時候開始中醫芳療・下集》，將介紹芳香療法運用於生活日常的方方面面。不論是改善情緒，緩解壓力，增強愉悅及幸福感，或是用以維持身體穩定，糾正身體的偏性，這本書仍延續中醫對人體生理、病理的研究角度，探討精油的臨床運用，讓人體維持身心平衡。

　　沈謙益先生曾說，在古中醫的概念裡，「健」和「康」是兩個部分。「健」是指有充沛的人體能量，「康」是指能夠順暢地傳輸能量。簡單來說，「健康」就是指「有沒有」和「通不通」──有足夠的原始能量，並且可以暢達地把這些能量輸送到所有的組織器官。

　　真正的健康包括心理之體與肉身之體。

養生是移星換宿，也就是說，到了什麼節令就將自己的生活飲食起居調整爲與天地同頻。舉個例子來說，到了三伏天，就應該將身體也調整爲三伏天該有的狀態，以天地之氣指導性情、飲食、起居，這就是養生。而治病則是抽爻換卦，意思是若到了三伏天，身體卻還停留在小寒，這時候就要將身體調爲三伏天的狀態，與天地同步，便是治病。

雖然，我們在理解中醫芳香療法時，是以中醫學的思維方式來解釋身心靈的不平衡，但是西方對於精油的研究仍然是具備參考意義的。比方說，很多的香料類精油都有止嘔、止嗝的功效，在中醫的治療體系裡，嘔吐或打嗝有時候是胃氣上逆的表現，所以這類精油在西醫的框架裡是止嘔止嗝，在中醫的框架裡就有溫中降胃氣的作用，這樣的思考有助於芳香療法研究者歸納出精油對於氣機升降的影響。中醫非常強調氣的流動，認爲人就是一團氣，氣機的運行就是一個圓運動。對於東西方不同體系之下的臨床經驗，我們可以抱持開放的心態，善於思考、體悟、融會、歸納。

在本書中，會將現代人常見的一些身心問題，用中醫學的整體觀來進行論述，提供芳療配方，示範芳香療法運用在生活場景中的方式。爲了將不同的身心問題背後的基礎邏輯解說清楚，所以我會花較大的篇幅來介紹人體運行原理與發病原因，希望提供給讀者解決問題的思路，而不僅僅是芳療配方，知其然並知其所以然，就能靈活變通，巧妙轉換。法無定法，希望借由思路的分析，讓大家有更多的理解與發揮。

需要特別說明的是，芳療配方用於身體調理的精油濃度預設爲2%，用於皮膚保養的精油濃度預設爲 1%，較爲保守，原因是每個人體質和皮膚敏感度不同，對精油的耐受度也不一樣。您可以視個人體質，從低到高，逐步增加，找到適合自己的精油濃度，用於身體調理精油的濃度建議不超過 20%，用於皮膚保養的精油濃度建議不超過10%，具體的濃度確定可以參見《正是時候開始中醫芳療・上集》的〈精油使用濃度〉一文。對於配方中不同精油的比例，也可以視個人體質與各種精油介紹，予以調整。

第一章

調理後天之本

——脾胃

使用芳香療法調養脾胃，有很多精油功效卓越，不同的精油各有優勢，有的對某一個問題特別強效，有的則兼具多種效果。除了本章提到的精油之外，在應用上，也可以參見《正是時候開始中醫芳療·上集》的植物精油介紹，辨證組方。

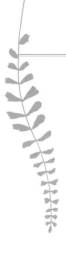

脾胃芳療養護

　　中醫將脾胃稱為「後天之本」，蘊含三層含義，一是指後天供應人體的生養物質，需要通過脾來化生，沒有它，就沒有能量的來源，充分說明了脾土的重要性；二是指土載四行，脾土是五行（五臟）運轉的關鍵；「先天」往往意味著某種「註定」性，而「後天」則意味著更多「人為」因素，所以後天的第三層含義是指我們的生活環境、飲食習慣、情志因素等，都對脾胃有著深刻的影響。

　　很多調養脾胃的中藥都具有明顯的芳香氣味，在煎煮這類中藥時，也會強調煎煮的時間不能過長，以免芳香分子流失而影響藥效。將這些芳香分子提取成精油，細小的精油分子可以透過皮膚進入身體，從而發揮調理脾胃的功效。

　　脾土調養可以說是人體健康的基礎，是後天之本，值得長期堅持，不過也因為脾土調養通常需要一段時間才能見效，非一日可達，所以時常被忽略或放棄。其實，芳香療法外用於調養脾胃十分方便、愉悅，許多養脾胃的精油都是「食材類」的精油，像是果皮類精油如甜橙，就非常適合小朋友的脾胃調理；或是香料類精油如羅勒、錫蘭

肉桂、山雞椒等等，各有調養作用，植材本身就是食物，親近脾系統，溫和有效。

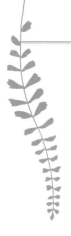

從中醫藏象學說
理解脾的重要性

　　蓋人之始生，本乎精血之源，人之既生，由乎水穀之養，非精血無以立形體之基，非水穀無以成形體之壯。精血之司在命門，水穀之司在脾胃，故命門得先天之氣，脾胃得後天之氣也。是以水穀之海，本賴先天為之主，而精血之海，又必賴後天為之資。故人之自生至老，凡先天之有不足者，但得後天培養之力，則補天之功亦可居其強半，此脾胃之氣所關於人生者不小。

張景岳《景岳全書・卷之十七》

　　中醫的脾，並不是指一個臟器，而是一個系統。了解中醫，首先一定要理解「藏象學說」，它是中醫學的理論核心。「藏象」二字始見於《素問・六節藏象論》，張景岳在《類經・三卷・藏象》中闡釋道：「象，形象也。藏居於內，形見於外，故曰藏象。」藏象不光是指身體的內臟，還包括它表現出來的一系列生理病理徵象以及與自然界相通應的事物和現象。所以，中醫裡「脾」的概念，遠遠超過解剖生理學中身體結構上的脾。而且不光是脾，心肝脾肺腎，五臟對應

五行，都有這個特點。理解了藏象學說這一點，才能更理解中醫學臟腑之間的聯繫。藏象是一個系統，「人與天地相應」、「天食人以五氣，地食人以五味」，藏象是身體各部的物質代謝、形態結構、生理功能、病理變化及其相互聯繫，以及人與自然之關係的高度概括。

藏象學說包括實象和虛象，實象就是臟腑、組織、肢體的實體認識，而依靠思維中的想像、比象、推象等進行聯繫，這個思維過程就稱為虛象。藏象學說中，包含更多的是虛象內容，具有鮮明的思維特徵。所以理解中醫的理論，需要一些想像力和推理能力。具體的思維方法有：取類比象，推論演繹和觀察整體。比如自然界的風主動，善行且多變，所以，人體抽搐、痙攣、震顫這些運動失常現象和風聯繫，這就是取類比象。王冰有注言：「象，謂氣象也。言五臟雖隱而不見，然其氣象性用，猶可以物類推之。何者？肝象木而曲直，心象火而炎上，脾象土而安靜，肺象金而剛決，腎象水而潤下，夫如是皆大舉宗兆，其中隨事變化，象法傍通者，可以同類而推之爾。」將臟腑實象推演到思維的虛象，這就是推論演繹將臟腑變化與四時氣候、地理環境、社會因素聯繫起來考察，即天人相關的分析，把人的五臟六腑、四肢百骸、九竅和精神情感視為一個整體，即藏象相關的聯繫，也就是「觀察整體」。

黃元御在《四聖心源》卷一〈天人解〉中將一氣如何演化為陰陽、五行有非常清晰的闡釋，這段話接近於白話，稍加理解，就可以知道，氣分陰陽，其升降運行，中間的樞紐便是土，演化四行，升而為火，降而為水，半升為木，半降為金，便為四象，而四象不過是陰

陽，陰陽也不過是那個「一氣」。

　　陰陽未判，一氣混茫。氣含陰陽，則有清濁，清則浮升，濁則沉降，自然之性也。升則為陽，降則為陰，陰陽異位，兩儀分焉。清濁之間，是謂中氣，中氣者，陰陽升降之樞軸，所謂土也。

　　樞軸運動，清氣左旋，生而化火，濁氣右轉，降而化水，化火則熱，化水則寒。方其半升，半成火也，名之曰木。木之氣溫，升而不已，積溫成熱，而化火矣。方其半降，未成水也，名之曰金。金之氣涼，降而不已，積涼成寒，而化水矣。

　　水、火、金、木，是名四象。四象即陰陽之升降，陰陽即中氣之浮沉。分而名之，則曰四象，合而言之，不過陰陽。分而言之，則曰陰陽，合而言之，不過中氣所變化耳。

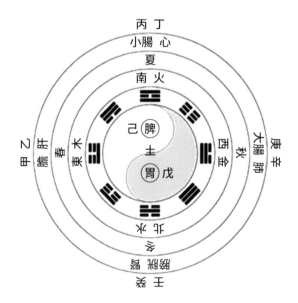

在彭子益先生的《圓運動的古中醫學》裡也有同樣的內容，陰陽都是那個「一」，水、火、金、木只不過是土在不同位置（運動形態）時的具名。就像我們形容一個人，靜如處子動如脫兔，其實，處子和脫兔都是同一個人，只是不同的狀態罷了。陰陽也好，五行也罷，都是為了闡釋天地萬物、人體臟腑之間的聯繫，不能獨立視之。所以下面關於脾土的介紹，也是為了便於大家了解脾土的生理特性，不能因此忽略臟腑間的聯繫，也不能把臟腑分而視之，五臟合而言之，皆為「一氣」。

　　在藏象學說中，脾屬土。我們都知道土有播種和收穫農作物的作用，引伸出來就是生化、承載、受納作用的事物，都歸屬於土，所以有「萬物土中生」、「土為萬物之母」的說法。

　　《素問玄機原病式・六氣為病》云：「**五臟六腑，四肢百骸，受氣皆在於脾胃，土濕潤而已。**」說明脾土對於五臟六腑都有至關重要的作用。《聖濟總錄・卷八》云：「**土有長養萬物之能，脾有安和臟腑之德，取脾味甘配土，理適相合。是以古人治脾，每借土為比喻。蓋謂脾氣安和，則百病不生，脾土缺陷，則諸病叢起。**」說明了脾對於疾病產生的根源性影響。很多醫家在治療重症患者時，把守住脾胃之氣視為第一要事。張景岳也曾說：「**故凡欲察病者，必須先察胃氣；凡欲治病者，必須常顧胃氣，胃氣無損，諸可無慮。**」

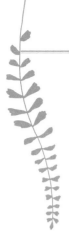

脾的消化
和運輸功能

　　《黃帝內經素問‧卷第三‧靈蘭秘典論》云：「脾胃者，倉廩之官，五味出焉。」古代按形態學描述，胃的受納，初步消化形成食糜，到小腸的分清別濁，再到胰的分解，整個過程都爲脾所籠蓋，脾代表一個背景，脾氣推動、激發或是催化胃腸消化，就是脾的功能。

　　小腸是負責分清別濁，清就是指營養物質、清陽，上升的是「清」，下降的「濁」就是需要排出體外的代謝產物，所以小腸作爲消化系統的一部分，如果小腸的消化功能出了問題，中醫診斷治療都不歸小腸，歸脾系統，朱文鋒老師也說過：「脾的病，實際上相當一部分是講小腸。」中醫的胰，也全部歸到脾土系統。

　　脾的第一個生理特性是主運化，包括了運化水穀以及運化水濕。

　　一言運化水穀。《諸病源候論‧卷十七》云：「脾氣主消水穀，水穀消，其精化爲榮衛，中養臟腑，充實肌膚。」脾胃負責將我們吃進去的五穀腐熟消磨，再化生爲氣血津液，得以營養臟腑，灌溉周身。人的生命活動時刻都離不開氣血，而氣血的生成有賴脾胃的納運。現代醫學也認爲，機械性消化是由口腔的咀嚼，食道、小腸、大腸等消

化道的蠕動作用來完成；化學性消化是由唾液、胃液、腸液、胰液、膽汁等消化液的作用來完成。中醫學裡的脾氣推動整個納受、消化、運送過程。

二言運化水濕。《醫方考·暑門第四·二陳湯》云：「脾土旺，則能運化水穀，上歸於肺，下達膀胱，無濕氣可留也。」脾參與水液的吸收、轉輸和通調的過程，也就是說參與水液代謝的重要環節。人體水液代謝與肺、脾、骨都有關係，在這三臟中，張景岳言：「其制在脾。」《醫經精義·上卷》有云：「脾土能制水，所以封藏腎氣也。脾不統攝，則遺精，脾不制水，則腎水泛而為痰飲。」脾——上能生金、下能制水、主水道通調。

脾運化五穀及水濕，「運」有兩層含義，《黃帝內經素問吳注·卷七》云：「脾雖具坤靜之德，而有乾健之運，既得水穀精氣，則散而升之，上歸於肺，靈樞所謂上焦如霧是也。」所以「運」的第一層含義是指脾運送水穀精微和氣血上輸到肺，再通過肺的宣發向上向外，肺的肅降向下向內，輸布全身。

《醫學求是·血證求原論》云：「五行之升降，以氣不以質也。而升降之權，又在中氣。中氣在脾之上，胃之下，左木右金之際，水火之上下交濟者，升則賴脾氣之左旋，降則賴胃土之右轉也。故中氣旺，則脾升而胃降，四象得以輪旋。」「運」的第二層含義是指脾居於中焦，是氣機升降的樞紐，脾為「陰中之至陰」，至陰的「至」有「到」的意思，從陽到陰，從陰出陽，就是強調脾土作為一個樞紐的作用，對各個臟腑的運轉都產生關鍵的作用。脾胃如果健運，臟腑就

能和順協調，元氣得以充沛。反過來，如果脾胃有失健運，那這個圓就轉不好了，臟腑就會出現一系列失衡的狀態。

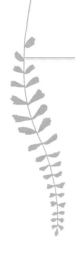

防止內臟下垂
也是脾的工作

　　脾的第二個生理特性是主升清。指脾氣的運動特點以上升為主。脾主升清有兩層意思：一個是指脾將運化的水穀精微升清至肺。《黃帝內經素問‧卷第二‧陰陽應象大論篇第五》有關於清濁的論述：「**故清陽出上竅，濁陰出下竅；清陽發腠理，濁陰走五臟；清陽實四肢，濁陰歸六腑。**」脾運送給肺的是「清」，所以這就決定了脾氣的運行是主升的。

　　脾主升清的另一層意思是指脾氣有升舉內臟，固護內臟防止下垂的作用，這也與脾主肌肉相關。近代實驗研究表明，這種升清對內臟的調節作用，或許也可以用植物神經來解釋，用健脾的方法後，研究發現對丘腦下部功能和自主神經功能有調節作用，從而對內臟下垂起到治療作用。這是用現代實驗反證古人的智慧。

❧ 脾主統血

　　脾的第三個生理特性是主統血，意思是脾有統攝、控制血液在血

脈中正常運行，不讓它逸出脈外的功能。

《景岳全書發揮・傳忠錄》云：「血者，水穀之精也，源源而來，實生化於脾。」《校注婦人良方・婦人吐血論第六》云：「心主血，肝藏血，亦皆統攝於脾。」《女科證治準繩・卷一》云：「蓋血生於脾土，故雲脾統血。」這些都說明脾在生血以及統血中的重要地位。

《血證論・臟腑病機論》云：「血之運行上下，全賴乎脾。脾陽虛則不能統血，脾陰虛又不能滋生血脈。」說明了脾陽及脾陰對於血脈正常運行的作用。《難經・四十二難》云：「脾主裹血，溫五臟。」這裡的「裹」就是聚攏不散的意思。《沈注金匱》也指出「五臟六腑之血，全賴脾氣統攝。」所以脾氣健旺才能維持血液的正常運行而不散溢，亦不妄行於血脈之外，白話意思就是防止出血。解剖學裡身體結構的脾是功能亢進的時候出血，中醫裡的脾是功能減退的時候出血，也就是說脾氣虛才出血，這個區別和道理就在於「氣」。一氣能固攝，氣足了稠厚，就內聚。脾功能好，氣就足，氣足就能控制血液。反過來，氣不足、控制不住就容易出血。要加以區分的是，這個出血並不是指身體受到外傷後的出血；也不是伴有舌紅、苔黃、舌面有紅點或芒刺，出血顏色為鮮紅、絳紅、豬肝色的這種血熱、迫血妄行造成的出血；也不是瘀血內阻造成的出血；脾氣虛造成的出血，主要是指一些慢性出血，有些女性會表現為月經血量大，同時身體兼有脾氣虛的症狀。

脾與胃相表裡。《太平聖惠方・卷九十二》云：「凡食五味之物，皆入於胃，其氣隨其臟腑之味而歸之。脾與胃為表裡，俱象土，其味

甘。」表裡，是一個相對的概念，相輔相成，相互爲用。脾和胃相互配合，一方面，胃受納腐熟食物，必須借由脾陽鼓動，另一方面，胃易燥，全賴脾陰以和之，才能胃汁充足，得以納穀磨食。食物入胃，經過脾的運化吸收，精微上升，營養全身，剩下的糟粕，通過胃腸的通降排出體外。脾與胃，一納一化，一升一降，一燥一潤，運行不息，生化無窮。

前面說過，在藏象學說裡，脾土是一個大系統，所以，會將與脾產生聯繫的身體各部位及自然界通應之物，都劃歸於脾土系統。下面介紹脾與身體各部的關聯。

脾主肌肉

脾在體合肌肉，主四肢。《醫學入門・卷一》云：「*脾居於中，和合四象，中理五氣，運布水穀精微，以潤肌體而面肉滑澤。脾壯則臀肉肥滿，脾絕則臀之大肉去矣。*」四肢肌肉有賴於脾氣運化水穀精微得以充養。小朋友脾胃功能好不好，摸一摸他身上的肉就知道了，如果是結實的孩子，通常脾胃功能比較強，如果肉是鬆鬆垮垮的，多半脾胃偏弱，當然成人也一樣，所以女性脾胃好，面肉就緊實，換言之就是不易顯衰老。這一點逆向推理也是成立的，就是說肌肉結實對脾胃也有正向的回饋作用。所以透過適當的運動，使身體結實，脾胃的運化能力也會增強。

脾開竅於口，其華在唇，在液爲涎。《黃帝內經靈樞注證發微・

卷二》云：「口為脾之竅，必脾和而口能知五穀也。」《素問‧金匱真言論》云：「中央黃色，入通於脾，開竅於口，藏精於脾，故病在舌本。」《黃帝內經素問吳注‧卷七》云：「涎出於口，脾之竅也，故為脾液。」在身體結構上，口是消化系統的開端；在生理功能上，口主接納食物，初步磨碎與消化；在經絡聯繫上，脾之經絡連舌本，散舌下。舌主味覺，脾氣健旺則食欲旺盛，納穀味香，津液上注口腔，涎為脾液，隨咀嚼而增多，濡潤適度，味覺就更好。當然，如果脾氣虛弱，也可能造成不能固攝涎液，比如見於小孩子流口水。《嵩崖尊生全書‧卷六》云：「脾主涎，脾虛不能約制，涎自出。」另外，其華在唇，我們也可以觀察唇色，如果淡白無華，往往意味氣血化生不夠，脾氣虛弱。

🌿 思傷脾

脾在志為思。《三因極一病證方論‧七氣證治》云：「思傷脾者，氣留不行，積聚在中脘，不得飲食，腹脹滿，四肢怠惰，故經曰：思則氣結。」思有兩層意思：思慮、思念。誠然，喜、怒、悲、憂都要經過思，思則氣結，思慮過度，所思不遂，都是對脾不利的。《重訂嚴氏濟生方‧驚悸怔忡健忘門》云：「夫健忘者，常常喜忘是也。蓋脾主意與思，心亦主思，思慮過度，意舍不精，神官不職，使人健忘。」思傷脾也表現在健忘上。當然，七情都是相互影響的。現代研究也表明思考過多，情志不暢會導致自主神經紊亂，胃酸分泌過多，

胃腸出現逆蠕動，幽門失去閘門作用，造成膽汁返流。說明情緒、心理因素確實對脾胃功能影響巨大，需要加以重視。

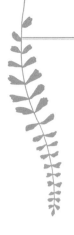

養好脾的
飲食方式

　　我們知道了脾的生理特性，明白脾的重要性，接下來我們要了解脾的喜好，在飲食生活起居中，投脾所好，才能養護好脾。《醫統正脈全書・活人書・卷十四》云：「蓋脾之本性喜溫惡寒，喜燥惡濕，喜香惡臭，喜通惡滯。若或虛寒不能營運，濕痰食積稽留，則致飲食不思而難進，雖進而難消，於是嘔惡吞酸，倒飽噯腐，腸鳴泄瀉，浮黃腫脹，諸症悉起。」這段話很好地闡述了脾之喜惡，接下來逐一解讀。

不貪涼、不過食滋補，六分飽最好

　　脾喜溫惡寒，就是說脾討厭寒涼，這種寒涼包括溫度上的寒涼，以及性質上的寒涼。《黃帝內經素問注證發微・卷三》云：「長夏屬土，脾亦屬土，故脾為長夏，斯時也。」長夏，正是養脾之時，恰逢天氣濕熱，很多人便貪戀西瓜、冷飲，對脾的損傷就非常大，有的人會問，不是要吃當季的水果嗎？這句話是沒錯的，但它有個前提，就

是我們的生活環境也是根據氣候在調整的，夏天在太陽底下曝曬後，人要消暑，這時候適當吃點西瓜是沒問題的，但現代人夏天都待在冷氣房中，這時候再貪食夏季的西瓜，特別是吃冷藏後的冰西瓜，便不是應季而食了。藥物中，抗生素和激素也是寒涼之物，要恰當使用，濫用抗生素也是造成脾胃損傷的重要原因。脾陽虛，不僅是氣虛，還有寒象，現代人離不開冰箱和空調，又鮮少去大自然中接受陽光洗禮，久坐缺乏運動，所以脾陽虛的人非常多。

值得一提的是，有許多人會有一個質疑：西方人都吃冰，爲什麼中醫就不提倡吃冰呢？這要從幾方面來看，首先西方人祖先多爲游牧民族，東方華人祖先是農耕民族，在先天體質上就有所區別。其次西方人曬太陽、運動普遍要比東方華人多，尤其是孩子，曬太陽可以補充陽能，運動也可以升陽，並且讓身體通暢。身體通暢、陽氣足，相對來說就容易化掉寒濕，也就是說，多運動多曬太陽，才有底子能吃冰，但即便如此，也是不提倡大量吃冰的，西方人隨著年齡增長，很多人都會面臨肥胖問題，這當然和他們高糖高油高冰飲食有關係，說明其一代謝出了問題，其二身體寒濕重，就像北極熊，要囤積厚厚的脂肪以對抗寒冷。中醫講「胖人多痰濕」，肥胖從某種角度來說，也是身體出於本能保護，透過病態來維持平衡。再則，西方人喜歡吃冰，一部分原因也是高熱量、油炸烘焙食物吃得太多，身體有熱所以想要吃冰，但這是本末倒置的做法，正確的做法應該是少吃這些不利於身體健康的油炸烘焙食物。所以，到底何種生活飲食方式是最有利於健康長壽的，其實很容易分辨。

脾喜燥惡濕，就是說脾喜歡乾燥，討厭濕，因爲濕會困住脾，讓脾不能很好地發揮功能，從而造成一系列的失調症狀。《黃帝內經素問注證發微・卷九》云：「諸濕腫滿，皆屬於脾，蓋脾屬土，土能制水，今脾氣虛弱不能制水，水漬妄行，而周身浮腫，故凡諸濕腫滿皆屬脾土也。」這個濕，和脾的功能減退是互爲因果的，比如生活環境、季節氣候濕度太高，先有濕，困住了脾，脾不能好好的運化水濕，就會進一步加重水濕內停，進入一個負面循環。所以說「治濕不治脾（治脾不治濕），非其治也。」由此可見，濕對脾的影響是非常大的。

　　濕的症狀可以用五個字概括：重、濁、悶、膩、緩。重就是困重，身體無力感，嚴重的水濕、痰飲還可能造成暈眩；濁就是舌苔、面色、分泌物、排泄物有穢濁不潔的感覺，便溏，嚴重的濕熱可能產生裡急後重；悶就是胸悶，心下痞滿腹脹，嚴重時胃中會有振水聲；膩就是口膩、苔膩、納呆（不欲飲食，濕重的人通常不想喝水）；緩就是脈緩，病程病勢緩，調理起來也需要一點耐心。濕可能是寒濕困脾，也可能是濕熱蘊脾，濕熱一方面可能是直接受到濕熱侵襲，另一方面可能是濕邪停久了化熱，或是吃太多肥甘厚膩的食物而釀成濕熱。

　　脾喜香惡臭。很多化濕、行氣的治脾中藥，都具有芳香之氣，這也是芳香療法特別適合用於脾胃調理的重要原因。並不是所有中藥都能提取精油，最適合提取精油的就是其中的香藥部分，而這些芳香精油，也可以很好地發揮芳香化濁、行氣袪濕的功效，「香」正是脾

之所好，脾喜通惡滯。其實，不光是脾，對整個身體來講，通暢都是非常重要的。不論是無形的不通（氣滯），還是有形的不通（食積便秘等），都是脾胃功能異常的表現。在脾胃氣滯方面，最常見的原因就是土木失調，脾與肝失和。脾土需要借助肝木的條達、升散、疏泄之性，才不至於陰凝壅滯，才能使納食得以正常運化，升降之機維持順暢。肝氣鬱結、肝氣不舒，則會橫犯於脾，造成腹脹、納呆、噯氣（打嗝）、呃逆等一系列的脾胃問題，肝氣鬱結的原因不完全是發脾氣生悶氣，有時候，壓力過大，期望過高，情緒不穩定，一會緊張，一會興奮，一會失望，都可能會造成肝氣鬱結，從而影響到脾。這時候不光要調理脾胃，也要同時疏肝理氣。

食積的原因多是吃太飽或是吃太多不易消化的食物，現代家庭對於小朋友的餵養，常常是過猶不及，一整天不停餵食肉、蛋、奶、主食、零食、水果。上班族則往往早餐隨便應付，午餐外賣，到了晚餐時，在家飽餐一頓，吃太飽會造成脾胃負擔過重，引發食積，六分飽很重要。吃太飽也會造成身體氣機無法流動、脾氣壅滯，從而影響氣血化生。所以，想要身體健康，基本順序應該是「先通後養再補」──先看身體是否通暢，如果脾胃有氣滯、痰阻、濕熱、食積等實證問題，一定要先通，以通為養，以通為補。接著再養虛，當然也可以在通的基礎上同時處理虛，如果脾氣虛、脾陽虛，就不能著急大量進補，因為滋補之品大多滋膩，比如阿膠，如果脾胃無力運化，吃進去就是「廢物」，因為吸收不了，反而增加脾胃負擔，所以一定要先將脾胃功能養好再進補。

其它方面，諸如飲食不規律，饑一頓飽一頓，吃飯時間不固定，會容易造成脾胃功能的紊亂；勞倦亦傷脾；身體有疾或是病後失調，也會造成脾胃損傷；大病久病過後，要養好脾胃才緩慢進補；小朋友生病過後，不要立即大魚大肉，先吃些養脾胃的粥，再慢慢過渡到正常飲食。

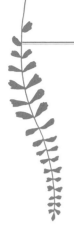

中醫看脾
與對證芳療配方

　　張景岳說：「風、寒、濕、熱皆能犯脾，飲食勞倦皆能傷脾。」
我們可以檢視自己的生活飲食習慣，對脾做了哪些不利之事，有則改
之。脾胃，值得我們好好養護，一旦失調，一系列的脾胃問題就會出
現，最常見的就是脾氣虛和脾陽虛。

　　脾氣虛，就是指脾的功能減退。常有食少、腹脹、便溏（腹瀉）、
腹部隱痛、氣短、乏力、神疲、肌肉無力等症狀。脾氣虛，那我們剛
才講的一系列脾的功能都不能好好地發揮作用：不能運化水穀精微，
就沒有氣血來源，進而造成營養不足，貧血，頭暈，經血少，面色無
華等；不能運化水濕，就會造成水液代謝和輸布的異常，形成水濕痰
飲，甚至浮腫、肥胖；不能統血，就會出現慢性出血的問題，比如便
血、衄血（出血）、紫斑、瘀斑，往往呈現慢性、反覆的特點，脾氣
虛還可能會造成月經量過大，顏色偏鮮紅等；不能升清，清陽不升就
會造成頭暈，不能升舉內臟，造成內臟下垂、肌肉下垂、子宮下垂等
問題，或是肛門墜脹總是想大便，但又解不出來，這些都是氣墜，氣
下陷的症狀。如果覺得口淡或是口甜，就是感覺嘴裡有甜味，甜味屬

土，熱把脾土的甜蒸騰上口，把濕的本味顯現，說明有熱又有濕，這和喜歡吃甜不同，喜甜是身體少甜（脾虛），所以想要多吃甜味、甘味補脾，比如甘草、大棗是甜味補脾的，但並不是指吃甜點補脾，甜點大多是奶油、雞蛋、牛奶、乳酪為主，多吃易生痰，並無補脾作用。

脾陽虛，就是在氣虛的基礎上出現了陽氣不足、溫煦失職，進而產生一系列虛寒的症狀。除了會出現剛才所講的氣虛的症狀，還會有畏冷、肢涼、四肢不溫、面色白、吃冷飲或吹冷風容易腹瀉等症狀，脾陽虛可能是生冷苦寒過度，損傷脾胃，也可能是腎陽不足，不能暖土。但無論何種情況，溫補脾陽總是沒錯的，如果兼有腎陽不足，就需要脾腎同補。

我們前面說到脾與胃互為表裡，兩者聯繫緊密，那如果出現脾與胃的失衡，肯定也不能很好地發揮功能。最常見的就是胃強脾弱，《症因脈治・卷三》云：「**胃不和不得臥之因，胃強多食，脾弱不能運化，停滯胃家，成飲成痰，中脘之氣窒塞不舒，陽明之脈逆而不下，而不得臥之症作矣。**」胃強，就是有胃口想吃，但脾弱，吃進去無力運化，就容易造成食積、氣滯，甚而影響睡眠，這種情況也要健脾化積，胃口過盛有時是因為胃火過旺，需同時處理。

當然，中醫裡脾病的證型劃分得更細，也有脾胃與其它臟腑的同病，實邪也不光是只有寒邪和濕邪。芳療師在做個案處理的時候，要分析每個人不同的情況，配方也會不一樣，有時候還要考慮整體的調養，但個體差異實在無法一一細述，所幸的是，現代人的脾胃問題都具有普遍共性，而且，脾土是樞紐，是後天之本，把根本的問題解決

好，對整體的身體健康也會產生積極正面的影響。脾胃養護，是人人都需要重視的。

對於兒童來說，好的脾胃意味著：好的生長能量補充一脾主運化五穀；好的睡眠──脾胃和則臥安；好的運動能力──結實的孩子活潑能動。所以要想孩子長得快、長得好、長得壯，最重要的就是飲食、睡眠和運動，在運動中發展感覺統合能力，促進社交，豐富認知，對智力的發育也很重要。

對於女性來說，好的脾胃意味著：強而有力的氣血補充。女性補虛首要補氣血，沒有好的脾胃，就不能好好地化生氣血，即便想多多進補，也會出現虛不受補的情況，脾氣充足也不容易出現各種身體內外的下垂現象，對女性的容顏呵護、經歷生產後的臟器養護，也有積極作用。

對於男性來說，好的脾胃意味著充足的能量來源，才能應付繁忙的工作、強大的壓力。吃不香，睡不好，何來精力？而且男性往往飲食不規律，也容易忽略細節，胡亂飲食，這時候更需要好好調養脾胃，保持能量來源。

對於老年人來說，好的脾胃意味著「一氣運轉」那個「圓」能轉得更好更久。吃得進，化得了，排得出，就是樸實的養生之道。老年人面臨脾胃功能的逐漸衰退，要調節飲食結構，多吃容易消化、養脾胃的食物，固護後天之本，頤養天年。

芳香療法用於脾胃養護，可以使用外用法，簡單地抹在腹部即可，如果有時間，配合摩腹，就能發揮 1 ＋ 1 ＞ 2 的效果，這也是芳

療調養脾胃的優勢，不要小看了這些簡單的手法，很多健康長壽之人並沒有複雜的養生之道，往往就是一些簡單的、對的事情一直堅持，摩腹對於五臟六腑助益良多，在用芳療膏脂養護後天之本的同時，順行養生之法，事半功倍，何樂不為。脾胃養護，在大方向辨明的情況下，可以放心大膽的實踐，往往收效都很好。

分辨舌象

我們在進行脾胃調理前，首先要透過舌象對身體進行簡明判斷。

· 脾氣虛的舌象：脾氣虛不能很好地代謝水濕，往往舌體胖大，像泡過水一樣，脹大至齒邊，就會形成齒痕，不要忘了脾主肌，齒痕往往也預示著氣虛而收攝能力弱。身體水濕重，讓舌面看上去水滑。脾虛則氣血弱，唇色或舌體顏色不夠紅潤，可能面色蒼白或萎黃。如果舌中間有裂紋，提示兼有氣滯（注意區分陰虛津液虧損的裂紋，舌體往往瘦小，舌紅無苔或少苔），如果舌苔剝落，就是像地圖一樣，舌苔一小塊一小塊的散落分佈，並且舌淡，多為氣血兩虛（如果苔剝且舌紅無苔或少苔，多為陰虛或氣陰兩虛）；如果舌苔分佈不均或舌苔厚膩，多為痰阻。

· 脾陽虛的舌象：在脾氣虛的基礎上，舌體顏色淡白，舌苔白，喜溫飲，食冷食或冷飲、吹冷風易腹瀉，大便不臭，熱敷症狀會減輕。

· 濕熱蘊脾的舌象：舌體顏色較紅，舌苔黃，喜冷食或冷飲，大便較臭。如果舌上有紅點，不高於舌面的稱爲紅點舌，高於舌面的稱爲芒刺舌，兩者都代表有熱象。

🍀 腹瀉

　　如果有泄瀉的情況，大致可以分爲三類：虛性腹瀉、寒濕性腹瀉和濕熱性腹瀉。同樣是透過辨別舌象，虛性腹瀉用平補方，寒濕性腹瀉用溫補方，濕熱性腹瀉用清補方。嚴重時可增加使用的次數以及精油的濃度。用逆時針手法按摩腹部。嚴重腹瀉要注意補充葡萄糖鹽水，避免造成脫水。

	脾胃調理平補方	芳療配方 1

廣藿香 2 滴　　　紅橘 2 滴
羅勒 2 滴　　　　萊姆 1 滴
蒔蘿 2 滴　　　　玫瑰樟（花梨木）1 滴
將以上精油滴入 25 毫升的葵花籽油或甜杏仁油中，攪拌均勻，即可使用。

如果對舌象與症狀的辨證不太熟悉，可以選擇脾胃調理平補方，這個配方是以提升脾胃功能、芳香化濕、理氣爲主，適合不同體質的人群長期使用，脾胃功能強了，脾討厭的濕氣也排掉了，一系列的脾胃問題自然會得以改善。

脾胃調理溫補方

芳療配方 2

薑 2 滴	廣藿香 2 滴
芫荽 2 滴	小荳蔻 2 滴
丁香 1 滴	甜橙 1 滴

將以上精油滴入 25 毫升的葵花籽油或甜杏仁油中，攪拌均勻，即可使用。

如果辨明脾胃有寒，那麼可以用脾胃調理溫補方，這個配方強調散寒助陽，溫中化濕。

脾胃調理清補方

芳療配方 3

留蘭香 3 滴	羅馬洋甘菊 2 滴
葡萄柚 2 滴	歐洲刺柏 3 滴

將以上精油滴入 25 毫升的葵花籽油或甜杏仁油中，攪拌均勻，即可使用。

如果脾胃有濕熱，可以用脾胃調理清補方，這個配方強調清泄濕熱，芳香排濁。

脾胃調理排濁方

芳療配方 4

錫蘭肉桂葉 3 滴	丁香 2 滴
檸檬草 2 滴	沉香醇百里香 3 滴

將以上精油滴入 25 毫升的葵花籽油或甜杏仁油中，攪拌均勻，即可使用。

脾胃偏寒的人因為飲食不潔造成急性腸胃炎，可以使用脾胃調理排濁方。如果脾胃偏熱的人得了急性腸胃炎，可以將排濁方的丁香精油替換為薄荷精油 5 ～ 10 滴，熱象越嚴重的人，薄荷精油濃度可以越高。

🍀 便祕

便祕的原因很多：肝脾之氣鬱結、肺氣虛、血虛、陽虛、實熱都可能導致便祕。芳療配方將便祕大致分為四類：氣滯便祕、氣虛便祕、血虛便祕、陽虛便祕、熱積便祕。便祕用順時針的手法按摩腹部，推動腸道蠕動。

芳療配方 5	氣滯便祕改善方
	羅勒 3 滴　　　柑橘 2 滴 佛手柑 3 滴　　山雞椒 2 滴 將以上精油滴入 25 毫升葵花籽油或甜杏仁油中，攪拌均勻，即可使用。 氣滯便祕表現為大便秘結，欲便不得，噯氣（打嗝）腹脹，舌苔薄膩，胸脅脹滿，不欲飲食，需順氣行滯。

芳療配方 6	氣虛便祕改善方
	巨冷杉 4 滴　　歐白芷 3 滴 玫瑰樟（花梨木）3 滴 將以上精油滴入 25 毫升葵花籽油或甜杏仁油中，攪拌均勻，即可使用。 氣虛便祕表現為有便意，但大便難出，掙則汗出短氣，便後疲乏，大便不乾硬，神疲乏力，需益氣潤腸。

芳療配方 7 改善方 血虛便秘

當歸 4 滴　　　　玫瑰樟（花梨木）2 滴
歐白芷 4 滴
將以上精油滴入 25 毫升葵花籽油或甜杏仁油中，
攪拌均勻，即可使用。

血虛便秘的表現為大便秘結，面色無華，頭暈，
久蹲後站立易眼前發黑，唇舌淡，需養血潤燥。

芳療配方 8 改善方 陽虛便秘

錫蘭肉桂皮 3 滴　　黑胡椒 2 滴
甜橙 2 滴　　　　　薑 3 滴
將以上精油滴入 25 毫升葵花籽油或甜杏仁油中，
攪拌均勻，即可使用。

陽虛便秘表現為大便艱澀，排出困難，小便清
長，四肢不溫，喜熱怕冷，腹中冷痛，舌淡苔白，
需溫陽通便。

芳療配方 9 改善方 熱積便秘

羅馬洋甘菊 3 滴　　辣薄荷 3 滴
葡萄柚 2 滴　　　　廣藿香 2 滴
將以上精油滴入 25 毫升葵花籽油或甜杏仁油中，
攪拌均勻，即可使用。

熱積便秘表現為大便乾結，小便短赤，面紅身
熱，口乾口臭，舌紅苔黃或黃燥，可能兼有腹脹
腹痛，需清熱潤腸。

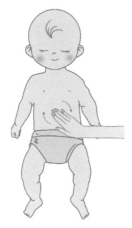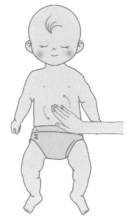

平時保養及便秘，順時
針打圈按摩

腹瀉時逆時針打圈按摩

- 如果有出現前面提到的土木失調問題，肝鬱犯脾，需要結合
  疏肝解鬱暢養方（P.84）一起使用。

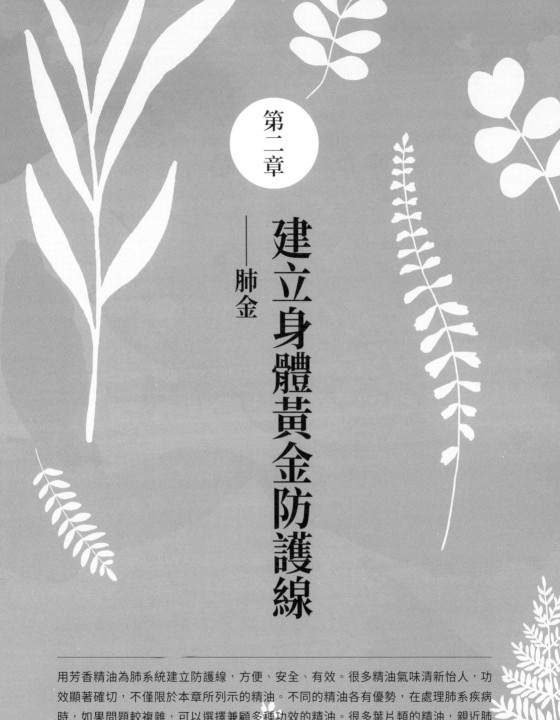

第二章

建立身體黃金防護線

—— 肺金

用芳香精油為肺系統建立防護線，方便、安全、有效。很多精油氣味清新怡人，功效顯著確切，不僅限於本章所列示的精油。不同的精油各有優勢，在處理肺系疾病時，如果問題較複雜，可以選擇兼顧多種功效的精油。很多葉片類的精油，親近肺系統，溫和有效，選擇應用上可參見上集，辨證組方。

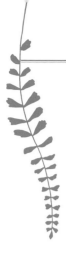

養肺芳療護理

　　人體有兩大呼吸組織，一是呼吸道，二是皮膚，都屬於中醫裡的肺金系統。肺系統在五臟中屬於「門戶」，負責身體內外交流，所以也最容易受到邪氣侵襲，肺不斷進行身體內外的氣體交換，一分鐘大約 18 次，如果有邪氣，便會隨著呼吸進入身體。同時肺主皮毛，皮膚是一身之表，露在最外面，所以也最容易受到外邪入侵。但是我們反過來想，這也正是芳香療法很適合治療肺金問題的原因，芳香療法最廣泛運用的方式就是透過呼吸道和皮膚吸收，這便是直接作用於肺系統。

　　我們都知道，樹木的呼吸是透過樹葉來完成，所以森林裡的清新空氣對肺部保養是最好的。也因為葉片是植物的「呼吸系統」，因此葉片類精油通常都有益於人體呼吸系統，許多益肺的精油正是萃取自森林樹種的葉片或針葉。

　　一般來說，柏科、樟科精油都常用於處理肺系統問題；使用松科精油薰香，則可以營造空間有森林的清淨感；尤加利家族的精油也是益肺好手；木質類的精油則多有補氣、順氣的效果。

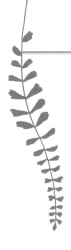

肺主氣，使氣血津液上下通行

《醫貫‧內經十二官論》云：「喉下為肺，兩葉白瑩，謂之華蓋，以覆諸臟，虛如蜂窠，下無透竅，故吸之則滿，呼之則虛，一吸一呼，本之有源，無有窮也，乃清濁之交運，人身之橐籥（即風箱）。」肺，位於胸腔，左右各一，又稱為「華蓋」。我們的鼻腔、咽喉、氣管，都屬於肺金系統。

《黃帝內經靈樞集注‧卷七》云：「肺主氣司呼吸，故有餘則咳喘上逆，不足則呼吸不利而少氣也。」肺的第一個生理功能就是：主氣司呼吸。

肺主氣，其一是主呼吸之氣，我們都知道，肺是身體內外清濁之氣的交換場所，我們吸入氧氣，呼出二氧化碳，通過肺的一呼一吸，完成清濁交換。吸入清氣是憑藉肺的肅降功能來實現，呼出濁氣是依賴肺的宣發功能來實現，正常的呼吸是細、慢、勻、長，自然界的清氣吸入肺中，與水穀精氣合為宗氣。

中醫裡所講的虛與實，可以理解為，虛是指不足，實是指有餘。如果出現呼吸異常，偏虛的是指吸入清氣困難，所以身體本能是以吸

入爲快。偏實的是指呼出濁氣困難，所以是以呼出爲快。當然，中醫很多時候不能用二分法、非此卽彼，也有可能因虛致實，因實致虛，虛實夾雜。肺主氣，其二是主一身之氣，調節全身氣機。《重慶堂隨筆·卷下》云：「肺主一身之氣，肺氣清則治節有權，諸臟皆資其灌漑，故曰五臟之陰。」《醫經精義·下卷》云：「肺者，以氣之總管在肺，故肺主制節，司腎氣之出納；而又制節肝氣，使不得逆；制節脾氣，使不得泄；制節心氣，使不得越；肺之氣治，而各臟之氣皆治矣。」中醫學認爲，氣是構成人體和維持人體生命活動的最基本物質，卽生命的動力。一方面，肺吸入氧氣吸出二氧化碳，維持生命，另一方面，肺也是一個代謝器官，現代醫學研究也表明，肺參與體內的物質代謝，包括能量代謝、合成、轉化和釋放激素，調節並影響全身功能。

肺調節全身氣機，一方面是通過呼吸來調，以呼吸清濁之氣的交換，帶動全身氣機的升降出入。另一方面是指圓運動中，肝從左升，肺從右降，這就是一對循環。例如肝氣鬱滯的時候，不僅可以用柴胡、鬱金之類的藥物疏通肝氣，還可以稍微加一點通降肺氣的藥物，比如杏仁、枇杷葉，這樣一升一降，可以讓氣機更加順暢。

肺主行水，通過宣發和肅降，有通調水道的功能。《素問注釋匯粹·卷第七》云：「肺雖爲清虛之臟，而有治節之司，主行營衛，通陰陽，故能通調水道，下輸膀胱。」肺氣在調整全身氣機的時候，具有宣發和肅降的功能，可以推動和調節全身水液的輸布和排泄。在上一章脾胃芳療養護中，我們知道，脾將水穀精微上輸到肺，然後透過

肺氣的宣發，將津液和水穀精微布散於全身，輸於皮毛；通過肺氣的肅降，津液和水穀精微不斷向下輸送，與腎協同完成代謝後，產生尿液排出體外。肺的宣發和肅降，一升一降，有機配合，才能使氣血津液上通下行，外達內走，滋養周身。

肺朝百脈。朝就是會聚的意思，百脈就是指全身的血脈。《金匱要略心典・卷上》云：「**人之有百脈，猶地之有眾水也。眾水朝宗於海，百脈朝宗於肺。故百脈不可治，而可治其肺。**」肺朝百脈是指肺是經脈之氣的終歸和始源。心主血，肺主氣，血液的運行必須依賴氣的推動，氣為血之帥，氣行則血行，而氣由肺主，肺氣向外宣發，將血脈輸送全身，肺氣向內肅降，全身血液回流至肺，在肺的一呼一吸中，完成血液的全身循環，所以肺朝百脈又稱為肺能助心行血。反過來，血為氣之母，血液供應正常，為氣提供物質基礎，才能發揮肺主氣的功能。全身血液通過脈而流經於肺，再由肺的呼吸功能進行清濁之氣的交換，輸送全身，百脈如潮，肺能助百脈之氣血如潮水般規律週期運行。肺的功能正常，氣血津液才能環流全身，周而復始。

🌿 肺主皮毛

肺主皮，其華在毛。《四聖心源・卷一・天人解》云：「**皮毛者，肺金之所生也，肺氣盛則皮毛緻密而潤澤。**」我們身體的呼吸組織不僅有呼吸道，還有我們的皮膚。皮膚可以散熱，透過宣發衛氣控制腠理的開合，調節汗液的排泄。身體的皮毛稱為「一身之表」，依

賴肺布散的衛氣、津液來溫養和滋潤，同時也是人體抵禦外邪的第一道屏障。肺的生理功能正常，就可以將精微營養輸送到皮毛，皮膚就緻密，充滿光澤，抵禦外邪的能力就強。如果肺的功能失調，宣發衛氣和輸精於皮毛的功能就會減弱，那麼就會衛表不固，抵禦外邪侵襲的能力就會降低，就是我們常說的抵抗力下降，同時皮毛沒有精微營養的滋潤，就會逐漸出現皮毛枯槁的現象。

肺與大腸相表裡。《太平聖惠方·治水谷痢諸方》云：「**大腸，肺之腑也，為傳導之腑，化物出焉。水穀之精，化為血氣，行於經脈，其糟粕行於大腸也。肺與大腸為表裡，而肺主氣，其候身之皮毛。**」《素靈微蘊·卷四》云：「**肺與大腸表裡同氣，肺氣化津，滋灌大腸，則腸滑而便易。**」肺主宣發，濡潤大腸，大便不燥就能通暢無礙，順利導下；肺主肅降，是大腸傳導功能的動力，魄門（肛門）是肺氣下通的門戶；肺主通調，通過肺調節水液代謝和維持水液平衡的作用，使大腸水分不致過多。肺與大腸相互影響，比如大腸實熱便秘，腑氣不通，就會使肺失肅降；如果肺失肅降，就會影響津液下達的傳輸，造成大便燥結；兩者互為因果。

🌿 悲傷肺

肺在五志中對應悲，意思是情緒裡的悲傷、憂愁是傷肺的，悲則氣消，同時也互為因果，比如肺氣虛的時候，也容易產生悲苦情緒。

肺為嬌臟。《馮氏錦囊秘錄·卷十二》云：「**蓋肺為清虛之府，**

一物不容，毫毛必咳，又為嬌臟，畏熱畏寒。」比如吃飯時不小心掉顆飯粒到氣管裡，那一定會引發劇烈的咳嗽，這是身體的自我保護機制，將異物排出。這個異物還包括濁氣，比如我們聞到濃烈的煙塵，或是嗆鼻的香精味道，也會不由自主地咳嗽，目的也是將這些濁氣排出。所以肺是喜歡清氣的，我們透過薰香，將肺喜歡的自然清新之氣吸入，則會有益肺功能的提升。

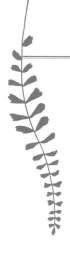

提升免疫力
的芳療配方

　　肺系統的疾病中，如果表現爲舌紅少苔少津，乾咳少痰，咳痰不爽，甚至痰中帶血，或者喉嚨嘶啞，這是陰虛肺燥證。如果同時伴有全身的陰虛症狀，如午後低燒，手足心發熱，兩顴潮紅等，這是陰虛證，這兩種情況要滋陰。如果是秋天或是地處乾燥地區，造成的燥邪犯肺證，表現爲皮膚乾，口鼻咽喉乾，大便乾，小便短黃，甚至出鼻血，少痰或是痰中帶血，這種情況要潤燥。

　　滋陰和潤燥最適合用食療，比如百合、銀耳、雪梨、黃瓜、蓮子、葛根粉、藕粉等。

　　肺氣虛證，就是肺的功能減退，出現一系列的虛弱症狀，比如氣短、氣不足、無力的咳嗽，甚至氣短而喘，說話聲音也是有氣無力。肺功能弱就不能很好地將氣血精微輸布於表，衛外的能力就會不足，容易感冒，另外也不能很好地控制肌腠的開合以控制汗液，可能出現自汗的現象。

　　西方研究有些精油可以提升免疫力，轉換到中醫的理論中，就是能夠補益肺氣，提升肺金功能，增強身體衛外固表之力。養肺精油，

從大方向來講，松科、柏科、樟科、桃金孃科，這四個科屬中的大多數植物精油都有益肺系統，我將它們稱為「四大金剛」。

　　有一次我不小心被傳染了流行性感冒，剛好在台灣旅行，為了不影響旅程，我用精油薰香，同時塗抹精油防護膏，症狀得到明顯緩解，但未完全痊癒，恰逢來到阿里山，那裡有很多高大的樹種，它們散發自然的芬芳之氣，在森林中也含有高濃度負離子，這些都是肺所喜歡的「清氣」，能夠補強肺的功能，一天行走下來，雖然是疲乏的，但感冒卻康復了，讓我不得不讚歎大自然的力量。

	提升免疫力薰香方	芳療配方 10

巨冷杉 3 滴　　　澳洲尤加利 3 滴
日本扁柏 2 滴　　玫瑰樟（花梨木）2 滴
將以上精油滴入香熏機，在室內擴香卽可。

想要助益肺系統，可以在居家環境中時常營造森林般的氛圍，養護肺金。肺氣虛、容易感冒、抵抗力弱的人，可以使用提升免疫力薰香方，也可以從松科、柏科、樟科、桃金孃科植物精油中挑選自己喜歡的氣味，長期薰香，補益肺氣，提升免疫力。

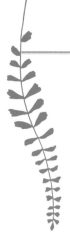

中醫看肺與
對證芳療配方

　　肺系疾病，中醫證型很多，我們主要了解居家常見、適合芳香療法的部分。大方向上，首先要分清寒、熱。屬寒的有風寒束表證、風寒犯肺證、寒痰阻肺證；屬熱的有風熱犯表證，風熱犯肺證，痰熱壅肺證。風寒或是風熱是襲表還是侵肺，主要依據是有沒有咳嗽，沒有咳嗽，就只是在表，如果有咳嗽，就是在肺；如果痰多，有可能會產生寒痰阻肺證或是痰熱壅肺證。

	寒	熱
襲表	風寒證。 惡寒重，發熱輕，打噴嚏，流清涕，鼻塞，頭身痛，舌淡紅，苔薄白，喜溫飲，胸口冷，呼氣冷，臉色偏白。	風熱證。 惡寒輕，發熱重，頭痛，咽喉紅腫熱痛，如果有口渴喜冷飲，或見鼻塞流濁涕，舌紅苔薄黃，胸口熱，呼氣熱，臉色偏紅。
侵肺	風寒犯肺證。 以上風寒束表症狀加上咳嗽，痰清稀色白。	風熱犯肺證。 以上風熱犯表證症狀加上咳嗽，痰稠色黃。
痰多	寒痰阻肺證。 咳嗽，氣喘，胸悶，怕冷，肢涼，舌淡苔白，苔膩或苔滑，痰白清稀，或見喉中有哮鳴音。	痰熱壅肺證。 舌紅，苔黃膩，咳嗽，氣喘息粗，喉中痰鳴，胸悶，甚至胸痛，痰黃稠，甚至有腥臭味。

肺系防護基礎方

白千層 3 滴　　　香桃木 3 滴
歐洲銀冷杉 2 滴　　茶樹 2 滴

將以上精油滴入 25 毫升葵花籽油或甜杏仁油中，攪拌均勻，即可使用。

我們可以從症狀和舌象來區分寒熱，如果實在分不清，可以使用肺系防護基礎方，它沒有明顯的寒熱傾向，主要是提升免疫力，增強正氣，以敵邪氣。肺系這一章的配方，都可以薰香、調油或製成膏脂。

推拿法：按摩方調配好以後，可以塗抹在手臂肺經循行部位及任督二脈上半段（肺部以上），手法無須過於複雜，稍微推揉幫助精油吸收即可，如果症狀比較嚴重，也可以塗抹全身，因為身體的整個皮膚組織，都屬於肺系，將吸收精油的面積擴大，也可以更好地處理肺系問題。

肺系防護清涼方

德國洋甘菊 3 滴　　留蘭香 2 滴
辣薄荷 3 滴　　　　薰衣草 2 滴

將以上精油滴入 25 毫升葵花籽油或甜杏仁油中，攪拌均勻，即可使用。

如果有熱象（參見 P.52 寒熱辨證表格）。以熱、紅、灼、乾為主要表現，可以用基礎方搭配清涼方一起使用，配合推拿手法，可以幫助降低體溫。這個配方不只是處理肺系問題，身體出現的其它的紅腫熱痛問題也適用。

| 芳療配方 13 | 肺系防護溫暖方 | 薑 3 滴　　　　　錫蘭肉桂葉 3 滴
羅勒 2 滴　　　　月桂 2 滴
將以上精油滴入 25 毫升葵花籽油或甜杏仁油中，攪拌均勻，即可使用。 |
| | | 如果有寒象（參見 P.52 寒熱辨證表格），以冷、白、稀、遲為主要表現，可以用基礎方搭配溫暖方一起使用，幫助驅除寒邪。 |

🌿 止咳

　　值得一提的是，脾濕生痰，如果在處理咳嗽時痰液不斷、遷延不癒，要參看上一章脾土養護內容，了解是否同時有脾氣虛、脾陽虛的問題，脾濕會源源不斷地生痰，這時候只考慮祛痰化痰，卻沒有解決「源頭」，效果便不好。咳嗽也分為外因和內因，「五臟六腑皆令人咳」，陳修園《醫學三字經》中寫道：「《內經》云：『**五臟六腑皆令人咳，不獨肺也。然肺為氣之市，諸氣上逆於肺，則嗆而咳。是咳嗽不止於肺而亦不離於肺也。**』」意思是說，咳嗽的病位離不開肺，但病因諸多，接下來介紹的止咳安舒方主要處理外感咳嗽痰多的情況。

　　如果咳嗽是乾咳，表現為肺陰虛，或是氣陰兩虛，這種情況就要補肺氣，滋肺陰。除了前面提到的食療方式，還可以用一些木質類

和樹脂類的精油，比如玫瑰樟（花梨木）、乳香精油等，如果是老年人，還要在補肺氣的同時納骨氣，檀香、沉香精油在這方面有卓越表現，可以少量搭配使用。

| 芳療配方·14 | 肺系止咳安舒方 | 五脈白千層 3 滴　　藍膠尤加利 3 滴
檸檬尤加利 2 滴　　歐洲銀冷杉 2 滴
將以上精油滴入 25 毫升葵花籽油或甜杏仁油中，攪拌均勻，即可使用。

如果咳嗽痰多，可以用肺系止咳安舒方，精油可以溫和化解痰液，幫助痰液順利排出，宣肺理氣。 |

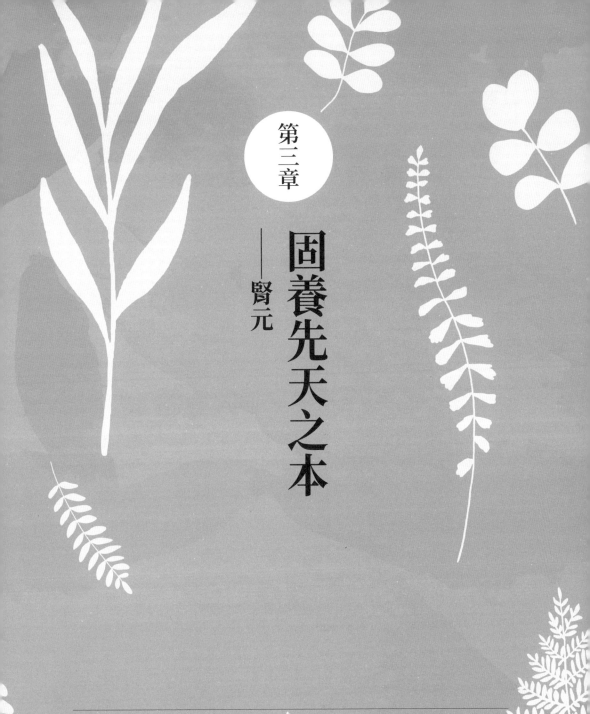

第三章

固養先天之本

——腎元

養腎，需要一定的時間和耐心，很多時候需要「先天」與「後天」腎脾同補，或是肝腎、肺腎同調，更重要是在生活中避免消耗，固護腎元。

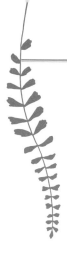

腎氣是生命的起源

　　腎，是先天之本，是五臟六腑精氣所居。腎臟是生命的能量根源，腎的健康對男性、女性、老年人、兒童都非常重要。

　　達爾文的進化論闡述道，生命起源於海洋，水中孕育最初的生命體。在中國文化中，五行亦起源於水。《醫宗必讀‧卷一》云：「腎何以為先天之本？蓋嬰兒未成，先成胞胎，其象中空，一莖透起，形如蓮蕊。一莖即臍帶，蓮蕊即兩腎也，而命寓焉。水生木而後肝成，木生火而後心成，火生土而後脾成，土生金而後肺成。五臟既成，六腑隨之，四肢乃具，百骸乃全。」胚胎最初形成之時，就像蓮蕊，古人認為卽兩腎，腎屬水，由水而始生成五行，對應五臟，六腑隨之，便是生命最初的演化過程。

　　古人認為：養腎卽養命。《錦囊祕錄‧卷十二》云：「維持一身，長養百骸者，臟腑之精氣主之；充足臟腑，周流元氣者兩腎主之。其為兩腎之用，生生不盡，上奉無餘者，惟此真陰真陽二氣而已。二氣充足，其人多壽；二氣衰弱，其人多夭；二氣和平，其人無病；二氣偏勝，其人多病；元氣絕滅，其人而死。所見真陰真陽者，所以為

先天之本，後天之命，兩腎之根，疾病安危，皆在乎此。」闡述了腎陰腎陽對於壽命的決定性影響。眞陽卽元陽，眞陰卽元陰。元陽與元陰，統稱爲元氣，化生元神。元氣在人的一生中，是生命運動的根本動力，化生精、氣、神，養生家謂之「三寶」，是維繫性命，長養肢體，營運臟腑的人身至寶。《類經・卷二十八》有云：「**精氣充而神自全，謂之內三寶。三者合一，卽全真之道也，故曰歸宗。**」養生就是養精、養氣、養神，卽養命也。

　　《黃帝內經素問吳注・卷一》云：「腎主冬，冬主閉藏，故腎主蟄，封藏之本也。」說明了腎具有封藏和貯存人體精氣的特性。腎五行屬水，對應冬季。冬天，也是萬物蟄藏的季節。《脈義簡摩・卷八》云：「**腎屬水，乃天一真精之所生也。人之有腎，猶木之有根。**」腎所藏的「精」分爲先天之精和後天之精，先天之精稟受於父母，與生俱來，是構成胚胎的原始物質，也是生命發展的根基。後天之精來源於水穀精微，水穀之精輸布於臟腑，供臟腑利用時，稱爲臟腑之精，臟腑之精繼而化生氣血津液，是促進人體生長發育的能量。

　　先天之精與後天之精，兩者相互作用、相互依存。《黃帝內經素問・卷第一・上古天眞論》云：「**腎者主水，受五臟六腑之精而藏之。**」先天之精藏於腎中，出生之後，向五臟六腑輸出能量，身體開始運作，從而獲得後天之精，繼續充養先天，成爲生命發展的基本物質。後天之精源於脾胃運化的水穀精微，水穀之精輸布於臟腑，提供給臟腑發揮生理功能的能量，剩餘部分則貯藏於腎，當臟腑功能需要時，再由腎重新輸出給臟腑。這就好比大學畢業時，初入社會，父母

給了你一筆存款，用來維持最初的生活開銷。而後你透過不斷努力，賺到了更多的錢，這些錢除了維持生活所需，多餘的部分就存入銀行，在需要的時候，便可從銀行領錢。

　　腎所藏之精，與血的生化息息相關。精生骨髓，骨髓生血，精血之間，可以互化。現代研究也顯示，腎小球近球細胞可以產生促紅血球生長素，促進紅血球生長、繁殖、成熟，所以骨屬造血系統，而腎又主骨。《醫經精義》云：「骨內有髓，骨者，髓所生。周身之骨以背脊為主，腎系貫脊，腎藏精，精生髓，髓生骨，故骨者，腎之所合也。」「腎生髓，髓生骨，則知腰脊為主骨，四肢為輔骨，骨屬腎水。而筋屬肝木，筋著於骨者，水生木也；骨賴筋連者，母用子也；骨中之髓又會於絕骨，齒又骨餘者也。」腎之精氣主導骨的生化，決定骨的強弱，骨氣能充養骨骼。腎主骨，肝主筋，骨與筋的關係，就如同水與木的關係，水生木，五行裡也是一對「母子」關係。

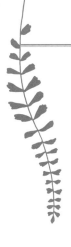

「精氣」足，
人就慢老

腎所藏之精，在腎陽的溫煦作用下，可以化為骨氣。骨精、骨氣常常互化，合稱為腎中精氣。人的衰老程度、壽命的長短，很大程度取決於腎精所化之骨氣的強弱。腎精盛、骨氣旺，人就不易衰老，壽命就長；反之，腎精匱乏，骨氣虛弱，衰老就會提前發生，過早出現骨質疏鬆、牙齒脫落、鬚髮斑白等未老先衰的狀態，壽命也會縮短。人從出生到壯年，腎中精氣不斷充盛，能夠形成出入的良性循環。中年之後，隨著腎中及臟腑精氣的不斷衰退，漸漸入不敷出，便步入衰老。《黃帝內經》中詳細闡述了女性及男性的生命演變過程：

女子七歲，腎氣盛，齒更髮長。二七而天癸至，任脈通，太沖脈盛，月事以時下，故有子。三七，腎氣平均，故真牙生而長極。四七，筋骨堅，髮長極，身體盛狀。五七，陽明脈衰，面始焦，髮始墮。六七，三陽脈衰於上，面皆焦，髮始白。七七，任脈虛，太沖脈衰少，天癸竭，地道不通，故形壞而無子也。

丈夫八歲，腎氣實，髮長齒更。二八，腎氣盛，天癸至，精氣溢

瀉，陰陽和，故能有子。三八，腎氣平均，筋骨勁強，故真牙生而長極。四八，筋骨隆盛，肌肉滿壯。五八，腎氣衰，髮墮齒槁。六八，陽氣衰竭於上，面焦，髮鬢頒白。七八，肝氣衰，筋不能動，天癸竭，精少，腎臟衰，形體皆極。八八，則齒髮去。

——《黃帝內經素問·卷第一·上古天真論》

這段話的解釋相信大家並不陌生，說的就是腎氣對於生命的影響過程。女子與男子在不同的年齡，身體呈現不同的狀態，都與腎氣有關。

關於這段話所提到的「天癸」是什麼，張景岳在《質疑錄·論天癸非精血》中有一段話很有意思：「天癸之義，諸家俱以精血為解，是不詳《內經》之旨也。玩本經雲：女子二七天癸至，月事以時下；男子二八天癸至，精氣溢瀉。則是天癸在先，而後精血繼之，天癸非即精血之謂明矣。天癸者，天一所生之真水，在人身是謂元陰，即曰元氣。人之未生，此氣蘊於父母，謂之先天元氣；人之既生，此氣化於吾身，謂之後天元氣。但氣之初生，真陰甚微，及其既盛，精血乃旺。然必真陰足而後精血化，是真陰在精血之先，精血在真陰之後。不然女子四十九，男子六十四，而天癸俱絕，其周身之精血，何以仍營運於榮衛之中，而未嘗見其涸竭也？則知天癸非精血明矣。」張景岳認為天癸並非精血，其有先後，他認為天癸是天一所生之真水，即元氣，其化生先天、充養後天。女子四十九，男子六十四，天癸絕，但精血卻未絕，以此再次論證天癸非精血。天癸與生俱來，隨著腎中

精氣的不斷充盛，天癸由潛藏變顯現，呈現促進生殖器官發育成熟，並維持生殖功能的作用，現代醫學所說的人體激素分泌便屬於這一範疇。

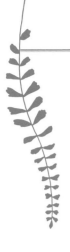

固腎氣，應同時
調養脾與肺

　　腎主水，分為陰水、陽水。陰水就是腎所藏之精。陽水，是貯存於膀胱之「溺」，是人體代謝過程中產生的廢棄之物，是多餘之水。人體全身的水液分泌、化生、排泄、調控，是一項系統工程，需要臟腑間的全面合作，才能順利進行。《問齋醫案‧卷二》云：「**腎統諸經之水，肺司百脈之氣，脾為中土之臟；腎虛不能治水，肺虛不能行水，脾虛不能制水，氾濫皮膚則腫，流注臟腑則脹。脾土非腎火不生，肺金非脾土不長，補脾必先補腎，腎為先天之本，補腎宜兼補脾，脾為生化之源。治水先治氣，氣化水亦化；治氣宜兼治水，水行氣亦行。**」人體水液代謝與脾、肺、腎的關係最為密切。膀胱為貯溺之器，腎與膀胱相表裡，身體結構上的腎與輸尿管相連，下接膀胱，生理功能上的皆可以控制水液的氣化與膀胱的開合，所以腎主陽水主要是指腎參與水液代謝的功能。

　　腎主納氣。氣和精在中醫裡有廣義和狹義之分，常常容易混淆，甚至在讀中醫典籍時，也會有相互矛盾的地方，其實是因為所指不同。氣的含義非常之廣，但又不離其宗。《類經‧十三卷》云：「**真**

氣，即元氣也。氣在天者，受於鼻而喉主之，在水穀者，入於口而咽主之。然鐘於未生之初者，曰先天之氣；成於已生之後者，曰後天之氣。氣在陽分即陽氣，在陰即陰氣，在表曰衛氣，在裡曰營氣，在脾曰充氣，在胃曰胃氣，在上焦曰宗氣，在中焦曰中氣，在下焦曰元陰元陽之氣，皆無非其別名耳。」闡明了氣於先天後天，陰陽，表裡，脾胃，上中下焦的稱謂，變化無形，又不離其宗。

　　那麼腎主納氣，是指何「氣」？《醫門法律・先哲格言》有云：「真氣所在，其義有三，曰上中下也；上者所受於天以通呼吸者也；中者受之於穀，以養營衛者也；下者氣化於精，藏於命門，以為三焦之根本者也。故上有氣海，曰膻中也，其治在肺；中有水穀氣而之海，曰中氣也，其治在脾胃；下有氣海，曰丹田也，其治在腎。」腎之「納」氣並非腎主「吸」氣，納是指藏歸、攝納之意。腎主納氣，一是指元氣蟄藏於腎中，二是指肺氣下歸於腎，並非指腎直接吸納自然之氣，而是指腎具有攝納肺氣，以助肺完成呼吸，保持呼吸深度，並資元氣的作用。養生之道亦強調吐納之術，以求修煉內氣，作長壽之道，講求意守丹田，納氣歸根。

　　腎主作強與伎巧。作強，作用強力也；伎，多能也；巧，精巧也。《醫學衷中參西錄・第三卷・論腎弱不能作強治法》云：「蓋腎之為用，在男子為作強，在女子為伎巧。然必男子有作強之能，而後女子有伎巧之用也。是以欲求嗣續者，固當調養女子之經血，尤宜補益男子之精髓，以為作強之根基。」作強與伎巧，有指精明強幹、聰慧靈敏之意，說明人的才智、技能與腎有關，腎藏精而主智，精生髓

而養骨，上通於腦，所以精足則腦充，記憶力也與腎有很大關係。另一方面的解讀是男女交合，兩精相搏，「**男女媾精，鼓氣鼓力，造化生人。**」張錫純甚至明確指出「**在男子為作強，在女子為伎巧。**」

腎與胞的關係也非常密切，張景岳《類經・卷十六》有云：「**胞，即子宮也，男女皆有之，在男謂之精室，在女謂之血海。**」中醫裡的「胞」，概念廣泛，不單是現代所指女性的子宮，還有男性的精室，都統稱為胞。女子胞，包括子宮、卵巢、輸卵管等女性內生殖器及某些內分泌激素。男子胞，包括睪丸、輸精管及某些內分泌激素。

胞與骨，在絡屬上，「胞之蒂發於腎系」，其氣與腎通。所以，骨氣盛，女子便會有月事，男子便會精溢，此時，陰陽合便會有子。男女之胞，都是主生殖孕育，以腎中「天一之水」為本，不同之處在於：女子以血為主，水從血化，變而為（月）經；男子以氣為主，水從氣化，變而為精（子）。

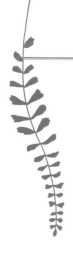

腎氣不足
所產生的症狀

　　我們從腎的生理功能不難看出，腎的病理主要在三方面：腎與生命發展的過程密切相關，所以小孩子如果生長發育遲緩，成年人如果早衰，這些都和腎有關係；其次水液代謝的異常；第三是納氣異常，比如氣短而喘；另外腎開竅於耳、腎主骨主齒、其華在髮，腎主二陰，所以諸如耳鳴、脫髮、二便異常等，都可能與腎有關。

　　腎的病理，主要是虛證為主。一方面是先天的稟賦不足，另一方面後天消耗過多。腎系的實證，比如水腫，本質也是因為虛引起的，所以會說腎多虛證。《小兒藥證直訣·脈證治法》更是直接說道：「**腎主虛，無實也。**」雖然言之過於絕對，但所言不虛，腎病的症候主要是腎陰虛、腎陽虛、腎精虛、腎氣虛。

　　骨氣虛，即腎的功能發生減退，出現腰膝酸軟、齒鬆、髮脫、耳鳴的現象。腎氣虛就會出現腎氣不固的現象，腎主二陰，那麼從前後陰而出的大小便，出現不固，如小便失禁，尿不盡，夜尿多，大便失禁、滑瀉，一般是指長期性的，不是指脾胃不適造成的急性腹瀉，這些問題有可能就是腎氣虛造成的。另外，女性的月經、育胎，男性

的精液，在腎氣不固的時候，可能表現為月經淋漓不盡，白帶多，崩漏，胎氣不固、滑胎、滑精等。腎不納氣，會有氣短而喘等問題。

　　《黃帝內經素問・卷第七・宣明五氣篇》有云：「**久視傷血，久臥傷氣，久坐傷肉，久立傷骨，久行傷筋，是謂五勞所傷。**」現代人工作，常常在電腦前一坐就是幾個小時，用腦過度，雖說久坐傷肉為脾之所主，但「後天之本」傷久、傷多，必累及「先天之本」。

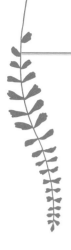

中醫固腎對證
芳療配方

　　有笑談言，腎虛者常有三，一為創業，二為房事不節，三曰脾久虛累及腎虛，其實這三者都是過耗。芳香療法中，對腎氣虛非常好的精油是檀香和沉香精油。檀香精油可以幫助補益腎氣，沉香精油可以納氣。

　　以下提供幾套配方，調配好以後，直接塗抹於後腰，推揉至吸收即可。這些配方除了用到精油的功效，亦有植物基底油的效用，可以用中藥浸泡植物油，發揮中藥與精油的雙重功效，中藥的配伍可依據個人體質而定，實現更精準的效果。

　　需要留意的是，這些配方只適合成年人，不適合小朋友，對於年齡較小的孩子，還是建議食療，或經中醫辨證施治。

腎元養護益氣方

芳療配方 15

印度老檀香 4 滴　　歐洲赤松 3 滴
黑雲杉 2 滴　　　　沉香 1 滴
將以上精油滴入 25 毫升葵花籽油或甜杏仁油中，
攪拌均勻，即可使用。

有段時間，我工作非常忙，睡眠不足，透支過度，每天都覺得疲累、腰背酸痛，恰逢學院開課，要整日講課，亦多耗氣，便用檀香純精油抹在後腰，瞬間就有補氣、腰背有力的感覺。當然，純精油是不適合長期大量使用的，特殊情況下才會這樣處理，更重要的還是平日的保養，可用腎元養護益氣方。需要強調的是，補骨氣用的檀香精油一定要東印度邁索爾產區，樹齡五、六十年的檀香，效果最佳。

印度老檀香 3 滴　　錫蘭肉桂皮 3 滴

蒸餾薑精油 2 滴　　小豆蔻 1 滴

歐洲刺柏 1 滴

將以上精油滴入 25 毫升葵花籽油或甜杏仁油中，攪拌均勻，即可使用。

腎陽虛，是在骨氣虛的基礎上還有寒象。腎陽不足，便會引發命門之火衰弱，生殖機能減退，可能出現四肢冰涼，腰膝冷痛、長期的怕冷、宮寒、陽痿、早洩等症狀。所謂「久病及骨，窮必歸腎」，病久了也會導致腎陽虛。腎陽虛不能汽化水液，控制膀胱開合的能力也會變弱，一是開多合少，就會出現小便清長，夜尿頻多，甚至遺尿漏尿；二是開少合多，水分就會滯留體內造成水腫，所以腎陽虛影響水液代謝可能尿多也可能尿少。

腎陽虛還可能造成性冷淡，性功能下降，可以使用腎元養護溫陽方。

歐洲刺柏、甜茴香、天竺葵、葡萄柚、芹菜籽、野胡蘿蔔籽、黑胡椒、歐洲赤松、北非雪松等精油有利尿的效果，處理腎虛水腫時可以配伍使用。

腎元養護溫陽方

腎元養護益精方

印度老檀香 3 滴　　茉莉 1 滴
玫瑰 3 滴　　　　　依蘭 2 滴
岩蘭草 1 滴

將以上精油滴入 25 毫升葵花籽油或甜杏仁油中，攪拌均勻，即可使用。

腎精虛，就是腎精不足，小孩子表現爲發育遲緩，囟門遲閉，五遲五軟（即爲立遲、行遲、語遲、髮遲、齒遲，以及頭項軟、口軟、手軟、足軟、肌肉軟），智力發展落後。成年人表現爲早衰，過早牙齒鬆動，骨骼萎軟，記憶力差，聽力嚴重下降；在生殖機能方面，則表現爲男性精少不孕，精子品質差，女子經閉不孕，性欲減退等，成年人腎精虛可以使用腎元養護益精方。

腎元養護滋陰方

玫瑰 3 滴　　　　絲柏 2 滴
天竺葵 2 滴　　　快樂鼠尾草 2 滴
依蘭 1 滴

將以上精油滴入 25 毫升葵花籽油或甜杏仁油中，攪拌均勻，即可使用。

腎陰虛，是腎的陰液不足，陰虛生內熱，出現骨蒸潮熱盜汗、五心（兩手心、兩足心、心胸）煩熱、低熱、口乾、面色顴紅、腰膝疲軟等症狀；男子性功能陽強易勃起，屬於虛性亢奮，陰虛火旺，迫精妄行，可能出現遺精；女性陰虛火旺，虛性亢奮，可能出現夢交，迫血妄行，造成月經量多、月經先期，但也有可能陰液少了，從而造成月經量少。不論男女，表現出來的是虛性亢奮，而不是本身的功能強，一般稱為相火旺，可以使用腎元養護滋陰方。

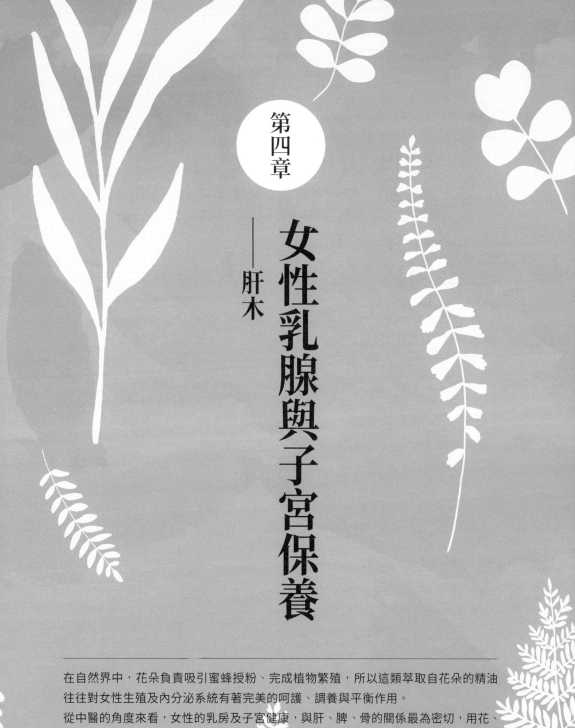

第四章

女性乳腺與子宮保養

——肝木

在自然界中，花朵負責吸引蜜蜂授粉、完成植物繁殖，所以這類萃取自花朵的精油往往對女性生殖及內分泌系統有著完美的呵護、調養與平衡作用。

從中醫的角度來看，女性的乳房及子宮健康，與肝、脾、骨的關係最為密切，用花、果、木精油來疏肝、健脾、補骨，讓每一次的呵護都充滿植物的支持與迷人香氛。

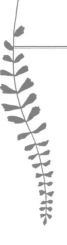

女性養肝，
就是在保養婦科

　　中醫史上，有一位清代的名醫，名為傅山，初名鼎臣，後改名山，原字青竹，後改為青主。傅青主出身於官宦世家，家學淵源，精通道學、醫學、內丹、佛學、史學、儒學、詩詞、書法、繪畫、武術、音韻、美食等，被稱為明清六大儒之一。傅青主在內、外、婦、兒方面均有極高造詣，尤以婦科為最，其著作《傅青主女科》被譽為女科經典著作。

　　《傅青主女科》分為上下卷，上卷主要論述女性帶下、調經、種子等內容，下卷主要論述妊娠、孕產、產後等內容。其學術思想主要為：妊娠期倡補氣，重用人參，「血非氣不生，是以補氣即所以生血。」產後病則多虛多瘀，以大補氣血為先，兼顧祛邪、活血化瘀，擅長以生化湯化裁加減治療產後諸症，補虛不留瘀，祛瘀不忘虛。因為孕產期的芳香療法，有諸多需要特別留意的事項，非一章能盡言，所以本章主要著眼於女性常見問題的芳香療法，便是上卷。

　　上卷中，共論述五門三十八條，涉及女性不同年齡段會遇到的帶下（白帶異常）病、經血過多、過少、經期不律、腹痛、更年期、不

孕、癥瘕（泛指現代醫學的子宮肌瘤、卵巢囊腫、子宮內膜異位症等）問題，其中過半數言及肝的問題，又以肝氣鬱結最為多見，所以，我們要了解女性的健康保養，必須先了解「肝」。

首先我們要了解肝在五行中的位置。

《黃帝內經素問注直解·刺禁論》云：「**人身面南，左東右西。肝主春生之氣，位居東方，故肝生於左。**」肝五行應木，在圓運動圖示中，左升右降，左東右西，所以肝木居左邊東方位，主升。這和解剖生理學中身體結構的肝居於身體偏右位不同。《醫學衷中參西錄·第五期第一卷·深研肝左脾右之理》云：「**肝之體居於右，而其氣化之用實先行於左，故肝脈見於左關。脾之體居於左，而其氣化之用實先行於右，故脾脈見於右關。從其體臨證疏方則無效，從其用臨證疏方則有效，是以從用不從體也。**」把脈的時候，左手的關部對應的是肝，就是從肝的氣化之用來定位的，雖然實體的肝在身體右邊，但從氣機的運行來講，肝是從左邊升的，所以在診病的時候遵從氣機的升降，從左邊診脈，是「從用不從體」。

肝體柔用剛。《黃帝內經素問·卷第三·靈蘭秘典論》云：「**肝者，將軍之官，謀慮出焉。**」將軍，都是驍勇善戰、性情剛烈之人。肝為陽，是從「用」而論，肝主怒，肝多實證，肝氣常有餘，常剋脾土，肝陽容易上亢，肝火容易上升，肝風容易內動，這些都展現了肝為剛臟，為陽。另一方面肝又藏血，是從「體」而論，血屬陰，所以肝之體又為陰，肝臟能保持平衡，肝陽、肝火、肝風沒有異常，就是得到了肝血的濡潤，同時有腎水的滋養、肺金的平抑、脾土的培植，

所以從體爲柔。

　　肝屬木，其母爲腎水，其子爲心火，水火一陰一陽；肝氣爲陽，肝血爲陰，氣血一陰一陽；所以肝處於水火之間，陰陽之中，「陰在內陽之首也，陽在外陰之實也」，在外陽氣升發，在內以陰血爲物質基礎。

　　《金匱衍義・卷一》云：「有諸體而形諸用，故肝木者必收之而後可散，非收則體不立，非散則用不行，遂致體用之，偏之氣，皆足以傳於不勝也。偏於體不足者必補，酸以收之；偏於用不足者必補，辛以散之。故補體者必瀉其用，補用者即瀉其體，固知內經之辛補，爲其用也；仲景之酸補，爲其體也。」所以在治療上，之於用還是之於體，便會有辛散與酸收兩個角度，並無矛盾。

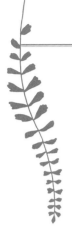

情志暢達，
肝氣不鬱

　　肝喜升喜動。《聖濟總錄・臟腑病症主藥》云：「肝屬木，木為生物之始，故言肝者，無不此類於木。謂其肝氣勃勃，猶如百木之挺植，肝血之灌注，猶如百木之敷榮。」肝合風木之性，主升發，性溫和，喜條達惡抑鬱。肝臟秉天之風氣而生，性喜動而少靜，易犯他者，比如常見肝木剋脾土，此外，眩暈昏撲、抽搐、甚則半身不遂，口眼歪斜，多與肝風內動有關。

　　肝主疏泄。是指肝具有舒展生髮、疏散宣洩、升發透達的生理功能。條達是肝木之性，疏泄是指肝臟的功能。肝能疏通、暢達全身氣機，進而促進血液、津液的運行代謝、水穀精微的輸布與轉化，脾胃之氣的升降、膽汁的分泌排泄、促進男子排精、女子排卵、月經來潮及情志的舒暢等作用。全身氣機的通達，和解剖結構的肝關聯不大，和經絡上的肝經關聯更大。「疏泄」一詞最早見於《素問》，明確提出「肝主疏泄」是元代的朱丹溪：「司疏泄者肝也。」肝的功能正常，則以上所說的功能都可以正常發揮，如果異常則會出現各種問題。

　　1. 肝氣鬱滯，則少腹（卽小腹）、兩脅（卽兩肋）、乳房會脹

痛、悶痛，心情抑鬱，悶悶不樂，喜歡息。

2. 肝氣鬱結常常犯脾，則會腹脹、納呆等；犯胃，則呃逆，嘔吐，反酸等。

3. 如若犯膽，則會口苦，厭食油膩。

4. 氣滯可能引發癭瘤（甲狀腺腫大）、瘰鬁（頸部淋巴結結核）、乳癖（乳腺增生、結節腫塊）、痰核（慢性淋巴結炎）、梅核氣（咽喉明顯異物感）。

5. 影響到血的運行，氣滯血瘀，則會出現痛經，血色紫暗有血塊，癥瘕（癥者，堅硬不移，痛有定處，多屬血病；瘕者，推之可移，痛無定處，多屬氣病）。

6. 肝氣鬱滯還會影響排精排卵。

肝氣一鬱，影響範圍是很廣泛的，所以，為什麼說女性很多都是「情志病」，因為情志一鬱，肝氣不舒，則乳房出問題，月經出問題，影響脾運化生血，女性血虛，更加帶來一系列的問題，氣血是相互影響的，氣為血之帥，血為氣之母，只有氣行血行，方為健康。

那麼肝氣為什麼會鬱滯？比如有邪氣，濕熱之邪阻於肝膽，寒邪凝滯於肝經，都會導致肝氣鬱滯；或者是受其它臟腑的病變影響；但最常見的原因是生活和工作上的壓力；或是思慮重的人，容易想不開，鬱鬱寡歡；或是患得患失，總是很緊張；或是情緒起伏過大，一會兒開心，一會兒傷心；這些都會導致肝鬱，所以情緒平和對肝的健康影響甚鉅，尤其女性，讓心情愉悅是非常重要的。

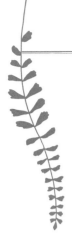

肝血充足，好睡、好視、好動、好氣色

　　肝主藏血。王冰注解《黃帝內經素問》有云：「肝藏血，心行之，人動則血運於諸經，人靜則血歸於肝藏，何者，肝主血海故也。」肝主藏血是指肝臟能貯藏血液以及調節血量。肝藏魂，魂靠血來養，到了夜裡，血不回到肝臟，就是魂不守舍，睡眠也不會好，這兩者也是互為因果的。

　　肝血虛，就會出現面色無華，蒼白，萎黃，舌淡。女子月經需要肝血的充盈，如果肝血虛，則月經量少，經期短，經期延遲，甚至閉經。

　　肝開竅於目，目得血而能視，眼睛只有得到肝血的濡養以後，才能看清楚東西，所以現代人對著手機、電腦久視，也是傷血傷肝的。肝血虛會出現頭暈目眩，眼前發黑，目乾澀、視目模糊、夜盲等。

　　肝主筋，筋是附著連接骨骼、關節和肌肉的一種組織，筋膜的營養來源於肝血，肝血充足，則筋脈得養、運動有力、靈活而持久，血虛則失濡潤，就會出現運動無力而遲緩，關節屈伸不利，手足麻木，關節拘攣難以伸屈等問題。

前面養脾一章說過，脾主統血，如果脾氣虛則會導致慢性出血，多爲下部出血，伴有脾虛的其它症狀。而肝陽過旺會導致血流過快，血熱而迫血妄行，也會出血，多爲上部出血，因爲肝氣是向上的，同時出血的時候會伴有熱象。這種出血是疏泄太過。

肝疏泄正常，則血行循脈；若疏泄無力，則與疏泄太過相反，會導致血行緩慢，出現瘀血癥瘕。

肝在志爲怒，怒則氣上，容易肝火上炎，肝陽上亢。除了發怒導致肝火旺，肝鬱久了也會化火。所以對於肝鬱來講，是疏肝；對於肝火旺來講，是清肝火；對於肝鬱化火來講，既有鬱又有火，所以要疏肝氣和清肝火同行。

肝陽亢的時候，往往導致陰虛，陰虛和血虛都會動風，可能會有抽筋現象，還會影響視力，造成眼睛乾澀、頭暈眼花、視力減退。陰虛和血虛的不同之處在於，血虛重點是影響月經，陰虛則表現爲虛火，脅部隱隱有灼熱的疼痛。肝血虛和肝陰虛，前者表現是臉色萎黃或臉色、舌色、唇色淡白，後者表現是舌紅少苔，失潤。肝血虛多半與脾同病，因此治療上要同時補脾；肝陰虛多半與腎有關，水不涵木，多半腎陰也不足，所以調理上要同時補腎陰。

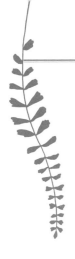

中醫疏肝與
對證芳療配方

　　肝與女性的關係很密切，又因為女性多情志不暢，身體結構上，女性的胸腔本身就比較小，且心思敏感多慮，所以肝鬱的女性可謂十有八九。

　　肝鬱會影響乳房健康，剛開始表現為脹痛，只是氣機鬱滯；如果不及時處理，氣滯造成血瘀，或有痰阻，無形生變有形，就可能出現乳腺增生、結節、囊腫等問題，所以配方也各有側重。（此處芳療配方一為疏肝解鬱暢養方，一為散節化瘀暢養方。）

疏肝穴道按摩

　　處理乳房問題，還可以配合中醫外治手法進行氣機的疏通。乳房的脹痛是經絡循行的去路不通，我們可以根據疼痛點所在的經絡去疏通，按揉疏通內關穴、陷穀穴、太沖穴、行間穴、屋翳穴、膻中穴、血海穴，其中陷穀穴和太沖穴為重點。按揉可以用手指的力量，也可以借助刮痧板的尖端，用力按揉。

・在行間穴到太沖穴區域刮痧：刮痧需要油的潤滑，可以搭配使用下面的疏肝解鬱暢養方或散結化瘀暢養方。

・疏通腋下至兩脅肋骨區域：可以在皮膚上抹油後用刮痧板刮拭，也可以用手推揉。

・找到胸部疼痛點，像一支箭一樣穿透到背部，在對應的背部位置附近找壓痛點，按揉開來。

外治法沒有直接在胸部操作，原因在於人的氣機運行是一個整體，在堵住的地方去拉動這個圓，勢能是最小的，而從遠端拉動，則勢能更大。這些方法可以幫助推動氣機運行，使整體氣機更流暢，從而改善氣滯狀況。

| 芳療配方 19 | 疏肝解鬱暢養方 | 野胡蘿蔔籽 2 滴　　玫瑰 3 滴
柑橘 3 滴　　　　　薄荷 1 滴
芹菜籽 1 滴
將以上精油滴入 25 毫升葵花籽油或甜杏仁油中，攪拌均勻，抹於胸部。

如果只是氣滯，就以疏肝理氣爲主，可以使用疏肝解鬱暢養方，搭配上述的按摩或刮痧方式，從穴道疏通氣機。使用疏肝解鬱方的時候，可以抹在脹痛的區域，如肝區、乳房、兩脅等處。 |

芳療配方 20

散結化瘀暢養方

玫瑰 2 滴　　　　乳香 1 滴
永久花 3 滴　　　松紅梅 2 滴
佛手柑 2 滴

將以上精油滴入 25 毫升葵花籽油或甜杏仁油中，
攪拌均勻，抹於胸部。

如果已經有結節瘀滯，還需兼以散結化瘀，可以
使用散結化瘀暢養方。散結化瘀方主要塗抹在胸
部，不需要複雜的手法，或只需要輕抹讓精油吸
收即可，利用精油疏肝、行氣、活血、散結、化
瘀的特性，直接發揮作用。

芳療配方 21

疏肝茶

玫瑰花 2 克　　　馬鞭草 1 克
綠萼梅 1 克　　　陳皮 3 克

以上乾品，熱水沖泡即可，如果濕重不口渴的
人，水量不宜過多。疏肝非常有名的中成藥是逍
遙丸，組方為柴胡、白芍、茯苓、當歸、炒白
術、炙甘草、薄荷，有疏肝健脾，養血調經的作
用。加味逍遙丸，是在原方基礎上加了牡丹皮和
梔子，可以舒肝清熱，健脾養血。如果有熱象就
用加味逍遙丸，如果沒有，就用逍遙丸。
食療上面，可以飲用疏肝茶。陳皮行氣，玫瑰花、
馬鞭草、綠萼梅疏肝解鬱，如果肝鬱犯脾，脾氣
虛弱，可以加 2 克黨參或人參，以補脾氣。

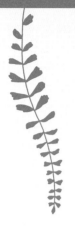

女性調養
婦科芳療配方

 豐胸

很多女性有豐胸的需求，希望擁有健康、豐滿、挺拔的胸部曲線。豐胸，首先是暢通乳腺。利用精油細微分子的高滲透性，暢通、活化乳腺，在暢通的基礎上補養氣血，活化氣血。

芳療配方 22	豐滿緊緻暢養方	玫瑰 3 滴　　　　甜橙 2 滴 歐白芷 3 滴　　　馬鞭草酮迷迭香 2 滴 將以上精油滴入 25 毫升葵花籽油或甜杏仁油中，攪拌均勻，抹於胸部。 除了豐滿胸部曲線之外，有些女性產後胸部下垂，實際上也是因為氣虛所致。豐滿緊緻暢養方也適合這類需求的女性使用。

🍀 月經問題

乳房與子宮一脈相承，都與生殖功能密切相關。有些女性使用精油處理好胸部問題後，月經問題也隨之解決。身體是一個整體，一方面精油分子進入身體循環系統後會影響全身，另一方面，肝鬱氣滯改善了，因此引發的月經問題也會隨之改善。對女性來說，「通」是最重要的，氣一旦鬱滯，就會慢慢從無形變有形。《丹溪心法‧卷三‧六鬱五十二》有云：「氣血沖和，萬病不生，一有怫鬱，諸病生焉。」28～35歲的女性，氣血在一生中是相對旺盛的階段，可謂生機勃發，這時候如果出現月經問題，大多是因為情志影響，肝氣不調，要以疏肝為主。

氣血暢通溫養方	芳療配方 23

玫瑰 3 滴　　　　柑橘 3 滴
天竺葵 2 滴　　　野胡蘿蔔籽 1 滴
快樂鼠尾草 1 滴
將以上精油滴入 25 毫升葵花籽油或甜杏仁油中，攪拌均勻，抹於小腹。

肝氣鬱結，在上表現為乳房脹痛，在下就表現為月經問題，比如經期不規律，提前或推後，經血忽來忽斷，時疼時止，痛經等，可以使用氣血暢通溫養方。

<table>
<tr>
<td rowspan="2">芳療配方
24</td>
<td rowspan="2">溫養方
氣血雙補</td>
<td>歐白芷 3 滴　　　玫瑰 3 滴
檀香 2 滴　　　　天竺葵 1 滴
岩蘭草 1 滴
將以上精油滴入 25 毫升葵花籽油或甜杏仁油中，
攪拌均勻，抹於小腹。</td>
</tr>
<tr>
<td>女性過了 35 歲，氣血開始衰退，除了肝氣不調，
還會兼有氣血不足，這時候出現月經問題，重在
調肝，兼以養血，可以使用氣血雙補溫養方。</td>
</tr>
</table>

❧ 暖養子宮

　　造成女性氣血不通的，還有兩大因素，就是寒和濕，濕邪也會阻滯氣機流通，寒凝則會血瘀；陽氣虛，濕寒盛，就會導致「熱量」不夠，子宮是個「冷宮」，這種情況也會難以受孕。腎主生殖，腎陽有溫煦氣化的作爲，爲氣機提供「動能」。「宮寒」也是由於陽氣不足導致，傅山先生有云：「夫寒冰之地，不生草木；重陰之淵，不長魚龍。今胞胎既寒，何能受孕？」

　　盆腔積液，很多時候也是寒涼病，我們都知道，下雨後地上有積水，太陽一出來，這些水分就蒸發而散。爲什麼會有積液？也是身體缺乏陽氣來溫煦氣化，所以就積陰於此。而這些寒濕之症，很多時候是與生活習慣、情志、飲食有關。

除了老生常談的冷飲、寒涼水果、空調、抗生素和激素是造成體寒的原因，現代女性的衣著也有問題，追求低腰、低胸、低領，我們的大椎、腰部、腹部、腳後跟這些位置都要注意保暖，而現代人露出來的也恰恰是這些位置。現代女性也不喜曬太陽，都躲著太陽，怕曬黑、曬出斑，所以就缺乏從自然裡補充「陽能」的機會。另外不運動，缺乏「動則通、動則升陽」的機會，這些因素疊加起來，造成陽虛體質的人越來越多。另一方面，脾陽虛久了也必將累及腎陽虛，後天「賺不到錢」，就會拼命透支先天的「儲備」。

芳療配方 25	暖身沐足方

薑 2 滴　　　　　錫蘭肉桂皮 1 滴
葡萄柚 1 滴　　　歐洲刺柏 2 滴
將以上精油滴入 10 毫升全脂牛奶中，充分攪拌乳化後，倒入水中。或將以上精油搭配精油乳化劑。一般精油與乳化劑的比例為 1：4，混合後使精油乳化，再倒入水中即可。

陽虛體質的表現是怕冷，手足不溫，平時喜溫飲，喝冷飲或吃寒涼食物會容易腹瀉，舌苔白，舌質淡紅。補充「陽能」對女性來說是很重要的，平時可以快走或慢跑，如果能站樁就更好了。當然，也可以用精油泡腳，很多陽能十足的精油具有驅寒除濕的功效，陽虛體質可以使用暖身沐足方。

芳療配方 26	溫養方 暖宮排寒	薑 3 滴　　　　　芹菜籽 2 滴 歐洲刺柏 2 滴　　天竺葵 2 滴 快樂鼠尾草 1 滴 將以上精油滴入 25 毫升葵花籽油或甜杏仁油中，攪拌均勻，抹於小腹。
		女性子宮寒冷，會造成痛經，行經不暢，甚至不孕。雖然中醫裡沒有暖宮一詞，但大抵就是指陽虛體質、寒濕邪盛的情況，此時，需溫陽排濕，可以使用暖宮排寒溫養方。

芳療配方 27	溫養方 升陽化瘀	薑 3 滴　　　　　松紅梅 1 滴 佛手柑 3 滴　　　馬鞭草酮迷迭香 2 滴 乳香 1 滴 將以上精油滴入 25 毫升葵花籽油或甜杏仁油中，攪拌均勻，抹於小腹。
		女性擔心的各種肌瘤、囊腫，雖然成因不一而足，但大多數陽虛體質都是寒凝血瘀、氣滯痰阻所致。此時，需行氣、驅寒、活血、化痰，可以使用升陽化瘀溫養方。

🍀 白帶問題

除了月經問題，最常見的婦科問題就是帶下病。白帶能反映女性的健康狀態，正常的白帶是無色、質黏、無臭的身體陰液，在排卵期量會增多，平時量不多。

在《傅青主女科》中，將帶下病分為白帶、青帶、黃帶、黑帶、赤帶。其中白、黃較為常見。白帶異常的病因主要是肝、脾、腎功能的失調，肝氣鬱結，橫犯脾土，損傷脾氣，使其運化失常，水濕內停，流注下焦，濕邪蘊而化熱；或肝經濕熱，造成濕熱下注；或腎氣不足，下元虧虛，封藏失職；或腎陰虛，相火偏旺等。

一般來講，白帶色淡白或淡黃，質稀有腥氣味，多屬虛、屬寒；色黃、赤、青，質黏稠，氣臭穢，多屬實、屬熱。虛則調補之，濕、

| 芳療配方 28 | 帶下外洗方 | 歐洲刺柏 2 滴　　佛手柑 1 滴
留蘭香 1 滴　　沉香醇百里香 2 滴
將以上精油搭配精油乳化劑，一般精油與乳化劑的比例為 1：4，混合後使精油乳化，再倒入水中混合均勻，沖洗或坐浴。

白帶問題令女性困擾尷尬，除了易有異味，甚至搔癢難耐，為了緩解難受的症狀，可以使用帶下外洗方進行沖洗、坐浴。 |

熱則宜利、宜清，前面我們也講過脾、腎、肝的辨證，可以對應身體其它症狀來辨證。另外，因青帶、黃帶、黑帶病因較複雜，建議找中醫辨證施治。

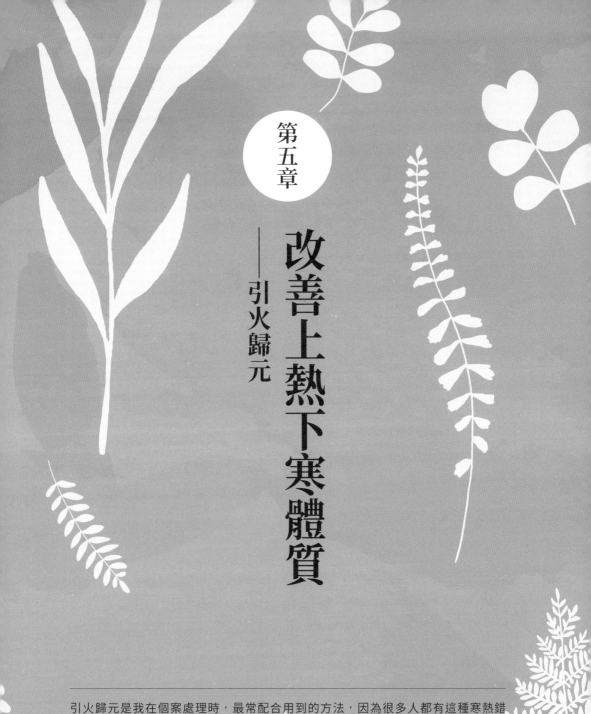

第五章

——引火歸元

改善上熱下寒體質

引火歸元是我在個案處理時，最常配合用到的方法，因為很多人都有這種寒熱錯雜、上熱下寒的問題。很多陽虛體質卻補不進去的人，特別適合用芳香療法引火歸元——從足底補陽，人就不容易上火了，怕冷等症狀也會改善。

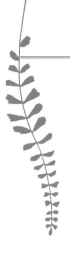

現代人常見的頭熱腳寒體質與食療建議

　　之所以特別寫一章專門講「引火歸元」，是因為在我接觸的個案中，很多人是上熱下寒的體質，如果這種體質不改變，「補」也補不進去，「清」又不能清。尤其很多人用一些錯誤的方式「補」或「清」，結果讓體質越來越差。

　　首先來了解什麼是「火」。火有實火、虛火、陽火、陰火。前面有講過，虛、實簡單理解就是：虛為少了，實為多了。實火，就是有火邪，這種實火當以苦寒瀉之。現代人有實火的少了，即便在中國廣東這種涼茶文化盛行的地區，也不多見。過去廣東地區的人，日出而作，日落而息，夏季長且日頭毒辣，長時間在太陽底下曝曬勞動，才可能會有實火。雖然說廣東這種四季不分明的地區，沒辦法好好的「秋收冬藏」，但因為夏季日曬多，也能補充陽能。但現如今廣東地區的人們，即便盛夏漫長，也沒有多少機會曬太陽，無論室內還是車內，都是空調下躲著，再加上滿大街的冷飲甜品店，把中焦脾胃也給凍起來，哪裡還有實火？所以，現在能喝涼飲的人並不多，有的人覺得自己「上火」就去喝冰品涼茶，結果更加損傷脾胃，損傷陽氣，變

得更虛，更加容易上火。

這種火，實際上就是虛火、陰火。李時珍說：「諸陽火遇草而　，得木而燔，可以濕伏，可以水滅。諸陰火不焚草木而流金石，得濕愈焰，遇水益熾。以水折之，則光焰詣天，物窮方止；以火逐之，以灰撲之，則灼性自消，火焰自滅。」這段話是說陽火，才能以濕伏，以水滅。如果是陰火，則要以火逐之。兩者的調理方法是完全不同的。這又是為什麼呢？

我們要來了解什麼叫虛火、陰火。《景岳全書·卷之十五·火證》有云：「如虛火之病源有二，虛火之外證有四，何也？蓋一曰陰虛者能發熱，此以真陰虧損，水不制火也；二曰陽虛者亦能發熱，此以元陽敗竭，火不歸源也，此病源之二也。」這裡指出，虛火有兩種，一種是陰虛所致，一種是陽虛所致。

陰虛就是體內陰液少了，不能制陽，陽就顯得亢了，比如正常人，陰、陽平衡 90 分，陰為物質基礎，陽主導功能發揮。陰虛就是陰只有 60 分，陽是 80 分，這時候陽是相對正常的，但因為陰少了，所以顯得陽多了。這時候會有什麼症狀呢？比如五心煩熱，低熱，潮熱，小便少，大便乾，舌紅少苔或無苔，或是苔有裂紋，舌體瘦小，面色潮紅，盜汗等，不同的五臟還有相對應的一些症狀。陰虛會有虛火，這時候要滋陰，把 60 分補到 85 分，陰陽方能平衡。

陰虛在五臟中有不同的表現，以下一一列出，同時提供簡單的食療建議：

・肺陰虛容易伴有咳嗽無痰，或痰少而黏、潮熱盜汗的症狀，

可以煮銀耳百合粥。

‧ 心陰虛則容易心悸健忘、失眠多夢，可以喝甘草泡水，蓮子煮粥。

‧ 腎陰虛，則會腰酸背痛、腰膝酸軟、眩暈耳鳴、脫髮、牙齒搖動，男子不正常遺精、女子月經量少，可以用五味子加枸杞泡水喝。

‧ 肝陰虛則容易出現脾氣煩躁、易動怒，頭暈眼花，兩目乾澀，視力減退，以及脅肋隱隱灼痛等症狀，可以多吃綠葉蔬菜和桑葚。

‧ 脾陰虛則會大便乾燥，食後腹脹，消瘦倦乏，涎少唇乾，可以煮山藥粥。

　　虛火也會由陽虛造成，陽虛就是本身該有 90 分的陽氣，現在只有 50 分，50 分要做到 90 分的功能，就必然造成虛性亢奮，這是陽浮的基礎。《景岳全書‧卷之十五‧論虛火》有云：「**氣本屬陽，陽氣不足，則寒從中生，寒從中生，則陽無所存而瀉散於外，是即虛火假熱之謂也。**」50 分的陽氣，陽不足易生寒邪，這就會讓 50 分的陽氣無所依附，虛散在外，這是進一步的陽浮機制。

　　陽虛陽浮，按嚴重程度不同，輕者虛陽上越，虛火上沖，症狀主要在頭面部，比如口舌生瘡，口腔潰瘍，牙齦腫痛，咽喉腫痛，頭痛眩暈，口渴咽燥，面部爆痘，失眠，目赤等；重者虛陽外越，症狀出現在全身，出現發熱，面赤，腫塊，汗出異常等。這種陽虛造成的虛

火，身體上部呈現上火的症狀，身體下部卻呈現陽虛的寒象，比如容易腹瀉，怕冷，乏力，疲勞，腰膝冷痛，夜尿多，女性會痛經，有瘀血，男性可能會生殖機能減退等等，這便是上熱下寒。

因為陽氣虛浮在上，沒有正常地發揮溫煦、氣化的功能，所以陰寒內盛，便會形成水濕、痰濁、瘀血。比較常見的是，有些女性，一邊痛經、月經有血塊，呈現下寒，另一邊吃點溫熱的食物就牙齦腫痛、口舌生瘡或是爆痘，呈現上熱。

人體最好的狀態是陽在下，陰在上，因為液體是從高往低流，陰液從上而下灌溉全身；而陽氣是往上往外運動的，溫煦全身。陰和陽的出發點及運動方向是相反的。而上熱、下寒，就是顛倒錯亂。

這種虛火除了陽虛的原因，還可能兼有中焦瘀滯，吃得多，動得少，肥甘厚膩，寒涼過度，把脾土傷了，所以作為樞紐不能發揮土載四行的作用，圓轉不動了。更加阻礙了顛倒之勢回歸正常。

另外，現代人思慮過重，神在外，耗散過度，下元虧空，也是導致上熱下寒體質的原因。

這個時候，因為下面有寒，有陽虛怕冷等症狀，如果著眼於補陽，也會同時讓上部的「火」更旺；如果因為上面有熱，著眼於清熱，寒涼藥物損傷陽氣，又會讓陽虛進一步加重。這種體質的人，可能吃點補的就上火，吃點涼的又腹瀉。虛不受進補，無實可清瀉。對於這種虛火、浮火，一方面要改善陽虛的體質，陽氣壯才能驅除寒濕；另一方面要引火歸元，增加下部的陽氣的「品質」，增強其引力優勢，使上部的陽逐漸下沉，讓虛浮在上的「火」能夠回歸正位。這時候，

補陽的方法就顯得很重要，全面補陽會上火，所以要選擇補陽亦能引火歸元的配方，或是清補兼施，則需準確拿捏藥方配伍比例。外治法，比如艾灸，則主要操作於下半身，並且在最後要艾灸湧泉穴，引火歸元。

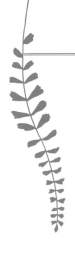

引火歸元的
實證芳療配方

　　對於陽虛陽浮，補陽同時引火歸元，方為正道。芳香療法中，引火歸元最好的辦法就是晨起將早安精油方抹在腳底，夜間入睡前按揉湧泉穴及溫水泡腳。補陽的精油最好在早上起床的時候用，隨著自然界陽氣的升發，提升身體的陽能，順勢而為，事半功倍。

　　利用陽能十足的種子類精油以及根植大地的根部精油，補足 50 分的陽氣，再將陽氣向下引流，回歸本位。

　　對於口乾，還需提醒一點，口乾並非一定為陰虛，陽虛也會口乾，因為陽虛，無力氣化蒸騰水液，化而為「雨」滋潤，也會出現口乾，陰虛和陽虛的舌象是不同的，陰虛舌象通常為舌體瘦小，舌苔少，舌面較乾，舌質較紅；陽虛舌象通常舌體胖大，舌面水滑，舌體淡，舌苔白；陰虛需滋陰，陽虛則補陽，需留意區分。

　　最後要強調，現代人有實火者少之又少，在用到清熱類的中藥或精油時，一定要確認是有實火可清，否則，只會本末倒置，傷害身體。大多數人「火」要嘛是陰虛，要嘛是虛火上浮，應該滋陰，或是引火歸元。如果溫裡精油和清熱精油同用，則需依個人體質拿捏好比

例。我的經驗是將溫熱精油用於腳底，對大多數人而言是相對容易操作的方法。

芳療配方 29	早安精油方	黑胡椒 10 滴	小豆蔻 5 滴
		薑 10 滴	錫蘭肉桂皮 10 滴
		月桂 5 滴	甜橙 10 滴
		山雞椒 5 滴	天竺葵 5 滴

將以上精油混合，每天早起，取 2～4 滴精油，抹於腳底，雙腳互搓至吸收即可。（純精油請先少量試用，確認皮膚無不適便可正常使用。）

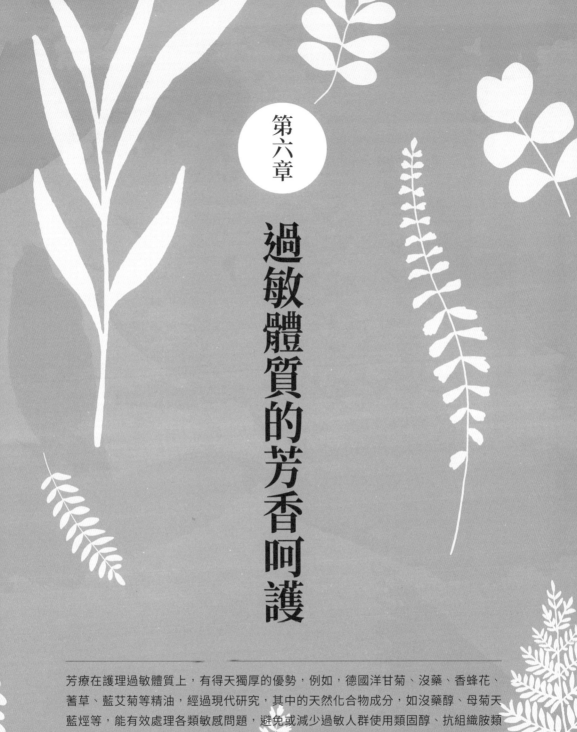

第六章

過敏體質的芳香呵護

芳療在護理過敏體質上，有得天獨厚的優勢，例如，德國洋甘菊、沒藥、香蜂花、蓍草、藍艾菊等精油，經過現代研究，其中的天然化合物成分，如沒藥醇、母菊天藍烴等，能有效處理各類敏感問題，避免或減少過敏人群使用類固醇、抗組織胺類藥物，純天然的精油更加親近人體，不會產生依賴性和副作用。

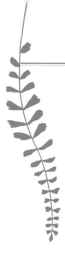

過敏體質三部曲

　　現代社會患有過敏性疾病的人越來越多，原因在於大家的飲食越來越精細、食品添加劑越來越多、空氣污染、果蔬殘留的農藥、肉類殘留的抗生素以及藥物的濫用，缺乏運動，習慣晚睡，貪食寒涼，常年的吹冷氣空調讓身體適應環境的能力下降，不良的生活及飲食習慣導致身體正氣不足，加劇了過敏的發生。

　　過敏三部曲，英文稱為 Atopic March，是指異位性皮膚炎、過敏性鼻炎、氣喘，隨著年齡的增長，接二連三的出現，這是過敏體質最常見的三個問題。當然，並不是說每個過敏體質都會遵循這個路線發展，如果護理得當，也可以阻斷這個進行曲。

　　過敏三部曲一般發生在過敏體質人群，過敏體質會遺傳，如果媽媽是過敏體質，遺傳機率是五成，如果爸爸是過敏體質，遺傳機率是三成，綜合起來，如果父母有一方是過敏體質，遺傳機率是 40%，如果父母兩人都是過敏體質，那麼遺傳的機率則會超過 50%。但是遺傳的只是體質，並非疾病，父母和子女的過敏性疾病表現可能並不相同，比如父母可能表現為過敏性鼻炎，子女表現為異位性皮膚炎；也

有可能父母沒有出現過敏性疾病，但隱藏的過敏體質遺傳給孩子，孩子表現出了過敏性疾病；或是父母表現出過敏性疾病，子女雖然遺傳了這個體質，但因為生活起居、飲食習慣得當，所以並未發作過敏性疾病。

　　過敏性體質與過敏性疾病並非等同，過敏性體質就像身體裡有個密室，裡面藏著過敏魔怪，如果不打開密室，魔怪會安安靜靜待著、不出來搗亂，但如果有把鑰匙打開密室，吵醒魔怪，它們就會出來興風作浪。這把「鑰匙」就是後天的環境、飲食、生活習慣等因素。決定過敏性疾病是否發作有三大因素，一是過敏基因，二是過敏原，三是身體正氣不足，也就是抵抗力不足。這三者中，過敏基因不能被改寫，我們可以做的就是避免接觸過敏原，同時提升免疫力。芳香療法擅長兩個功效，第一是在過敏疾病發作的時候，用天然溫和的精油及時處理各種惱人的症狀，避免症狀加重，阻斷過敏進行曲進一步發展；第二是提升身體抵抗力，這個可以在過敏性疾病未發作之前，產生預防作用，也可以在發作之時，發揮輔助治療的作用。

　　異位性皮膚炎是過敏三部曲的前奏，從嬰兒出生一兩個月開始出現症狀，一歲左右到達高峰，接下來到兩三歲症狀會逐漸緩解，有的人也會持續到成年，如果異位性皮膚炎不好好治療，不會自然痊癒，如果在嬰幼兒時期沒有根治，過敏的部位會轉變到呼吸道，在 2～6 歲時，開始出現過敏性鼻炎，如果過敏性鼻炎也沒有好好治療，長期處於病態，肺衛弱的情況下，過敏症狀會往下蔓延到氣管，最後變成氣喘兒童，90% 的氣喘兒童在五歲前會發作，最後有可能變成同時患有

過敏性鼻炎和氣喘兩個問題，苦不堪言。所以，最好在過敏體質的基因剛剛被打開的時候，及時妥善處理，不要任其發展，釀成苦果。

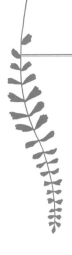

中醫看異位性皮膚炎
與芳療配方

　　異位性皮膚炎是過敏三部曲的第一步，也稱爲異位性濕疹／異位性皮炎，發作原因主要是遺傳過敏體質，接觸過敏原，皮膚屏障受損等，通常初發於嬰兒期，有強烈的搔癢，皮疹成片出現。症狀是皮膚發紅，有時候會腫脹或出現小水皰，有時也會出現皮膚乾燥、龜裂、脫屑，長期搔癢抓撓會造成皮膚變厚。

　　小寶寶如果在頭皮、臉部兩側出現對稱性、紅紅的或是脫屑狀的皮屑，嘴巴兩邊出現口水疹，雙手手肘屈側、膝蓋後方、脖子、耳朵後方等皮膚皺褶處，出現對稱性的紅疹，並且家族有過敏史，那麼較大機率是異位性皮膚炎。嚴重的時候也會合併感染，可能遍及全身。

　　中醫認爲，異位性皮膚炎大多是風邪、濕邪、熱邪造成。嬰幼兒初發期多是風熱夾濕型，兒童期多是濕熱蘊積型，常常伴有脾虛，久不治癒發展爲慢性者，因病久傷血，血虛生風生燥，肌膚失去濡養，可能會轉變爲血虛風燥型。

　　不同的邪氣會造成不同的疹子外觀。血虛風燥型，表現爲皮表乾燥，搔癢脫屑；濕熱蘊積型，表現爲水泡丘疹，有些會伴隨滲液；血

瘀血虛型，表現為乾燥受損的斑疹疊生，呈現肥厚苔癬疹塊，抓破會容易重複感染。總的來講，風邪就是皮膚像被風吹過一樣，會有發癢想抓撓之感；濕邪就是滲出物較多；熱邪疹子多會發紅；血虛失濡養者，則會表現出一些乾症。

異位性皮膚炎發作的時候，也需要留意脾胃情況，請參見脾胃養護一章，配合使用脾胃調理配方，清除身體濕邪或濕熱，才能治標又治本。平時的衣物穿著要以全棉為適，不要穿著化學纖維的衣物。濕疹發作期間需戒口，多吃五穀雜糧，不吃乳製品、海鮮、魚類等發物以及容易生濕生熱的食物。

不論哪種類型的異位性皮膚炎，沐浴時都可以加精油、純露或中藥湯劑。注意沐浴的水溫不要太高，不能搓洗皮膚，避免使用鹼性或含有化學成分的沐浴產品，芳香浴之後，要抹上紫草芳香膏（見P.112），以舒緩敏感、修復皮膚，緩解搔癢。

芳療配方 30	精油芳香浴	德國洋甘菊 2 滴 真正薰衣草 2 滴
		將精油滴在 10 毫升全脂牛奶中，充分攪拌乳化後，再放入洗澡水中。或將以上精油搭配精油乳化劑，一般精油與乳化劑的比例為 1：4，混合後使精油乳化，再倒入水中即可。

德國洋甘菊純露 10 毫升
眞正薰衣草純露 10 毫升
薄荷純露 10 毫升

將以上純露倒入洗澡水中，或混合後，塗抹於皮膚。

純露芳香浴

芳療配方 31

金銀花 20 克
薄荷 10 克
甘草 10 克

將以上中草藥（乾品）熬煮湯汁，倒入洗澡水中即可。

中草藥芳香浴

芳療配方 32

紫草 50 克　　當歸 15 克
防風 15 克　　地黃 15 克
乳香 10 克　　沒藥 10 克

將以上中藥放入 500 克甜杏仁油中，浸泡數周，期間需偶爾置於太陽下接受陽光洗禮，幫助藥材釋放藥性。（浸泡好後，用消毒乾淨的過濾網過濾掉中藥材，獲得紫草浸泡油，作爲下頁紫草芳香膏的原料之一。）

紫草浸泡油

芳療配方 33

芳療配方 34	紫草芳香膏	德國洋甘菊 3 滴
		沒藥 2 滴
		眞正薰衣草 3 滴
		薄荷 2 滴

取 20 克紫草浸泡油，加入純天然蜂蠟 5 克，隔水加熱融化後，滴入以上精油，攪拌均勻，倒入消毒過的膏霜瓶中，置於室溫，待其凝固卽可（膏霜瓶視材質選擇高溫、臭氧或酒精消毒）。

芳療配方 35	芳香爽身粉	德國洋甘菊 3 滴
		羅馬洋甘菊 2 滴
		沒藥 3 滴

將 20 克食用玉米粉裝在密封袋中，滴入精油，密封後大力搖晃，使精油分布均勻，撒在患處。如果皮膚有流湯流水的情況，可以灑芳香爽身粉或是中藥粉來幫助收斂，減輕皮膚不適。

芳療配方 36	中草藥粉	黃柏 10 克
		黃芩 10 克
		黃連 10 克

將以上中藥材打成粉末，再用篩子過篩，去除粗粒，留下極細的粉末。使用時撒在患處。

德國洋甘菊 4 滴
羅馬洋甘菊 2 滴
真正薰衣草 4 滴

將以上精油滴入 50 克芳療無香基底乳霜中，攪拌均勻，塗抹於皮膚上。

對於過敏性體質的寶寶，長期塗抹舒敏乳霜是非常必要的，異位性皮膚炎會損傷皮脂膜、皮脂腺，造成皮膚的自我保護能力下降，所以即使是異位性皮膚炎痊癒了，也要持續使用消炎舒敏乳霜，滋潤修復寶寶的幼嫩肌膚，預防異位性皮膚炎再次發作。

芳療配方
37

消炎舒敏乳霜

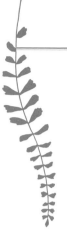

汗疹、蕁麻疹、濕疹
的芳療配方

異位性皮膚炎一般始發於嬰幼兒時期，這個時期，小寶寶皮膚嬌嫩，常常出現各種皮膚問題，有時候家長也不知道哪個才是異位性皮膚炎，所以我們有必要了解小朋友常見的皮疹，以便更好地識別異位性皮膚炎，及時阻斷過敏進行曲。

汗疹

汗疹是最常見的過敏，也就是痱子。汗疹是汗腺出口阻塞引起的輕微炎症，通常在炎熱的夏天出現，好發於孩子背部、屁股、肌膚皺褶處，偏胖的孩子更易發作，疹子的外觀是小顆隆起的紅疹，劇烈搔癢。

出現汗疹，要注意保持皮膚通風，避免悶熱，穿棉質的寬鬆衣物。可以用自製的天然爽身粉以及芳香泡浴來處理，芳香泡浴可以用精油、純露或中草藥。

汗疹芳香爽身粉

羅馬洋甘菊 3 滴
眞正薰衣草 3 滴

將 20 克玉米粉裝進密封袋中，滴入精油，密封後大力搖晃，使精油分布均勻，抹在易出汗的部位，幫助皮膚保持乾爽，舒緩汗疹造成的搔癢。

汗疹精油芳香浴

羅馬洋甘菊 2 滴
眞正薰衣草 2 滴

將精油滴在 10 毫升全脂牛奶中，充分攪拌乳化後，再放入洗澡水中。或將以上精油搭配精油乳化劑，一般精油與乳化劑的比例爲 1：4，混和後使精油乳化，再倒入洗澡水中卽可。

汗疹純露芳香浴

羅馬洋甘菊純露 10 毫升
眞正薰衣草純露 10 毫升

將純露倒入洗澡水中，或混合後，塗抹在皮膚上。

| 芳療配方 41 | 汗疹 中草藥 芳香浴 | 菊花 10 克
薰衣草 20 克 |
| | | 用菊花和薰衣草（乾品）熬煮湯汁，入洗澡水中卽可。 |

🌿 蕁麻疹

　　蕁麻疹偶爾也會出現在一些孩子身上，發作的原因通常是食物過敏，在全身各處出現浮起的疹子，呈塊狀紅腫，疹子是紅色或淡粉色，有時候摸上去皮膚溫度略高，嚴重時嘴唇或眼皮都會腫脹。蕁麻疹最顯著的特徵就是成塊，以及浮出皮膚表面，發作時間短，來得快去得也快，少數會演變成慢性蕁麻疹。需要詳細記錄飲食，以便總結出過敏食物，在發作期間嚴格忌口，清淡飲食。如果是喝母乳的孩子，媽媽要嚴格忌口。特別癢的時候可以用紫草芳香膏（P.112）緩解中醫認爲蕁麻疹多因血虛有風而起，紫草浸泡油（P.111）有養陰涼血的功效，薄荷精油可祛風透疹，德國洋甘菊、眞正薰衣草、沒藥精油有舒敏止癢的功效。

🌿 濕疹

皮疹的類型多樣，最常見的是濕疹，發作原因也有諸多因素，如
年齡、性別、遺傳、生活方式、飲食習慣、壓力等等，濕疹是皮膚出
現發紅、乾燥的斑塊，有時伴有搔癢和水泡，也稱爲皮炎，容易反覆
發作，反覆抓撓刺激下會逐漸增厚變色。濕疹的類型有接觸性皮炎、
錢幣狀濕疹、乾性濕疹、汗皰疹、脂漏性皮膚炎、異位性皮膚炎。嬰
幼兒常見的是脂漏性皮膚炎和異位性皮膚炎。

芳療配方 42

脂漏性皮膚炎純露芳香浴

絲柏純露 10 毫升　沉香醇百里香純露 10 毫升
玫瑰天竺葵純露 10 毫升
將以上純露倒入洗澡水中，或混合後，塗抹在皮
膚上。

脂漏性皮膚炎發作的原因是油脂分泌失衡，好發
在皮脂溢出多的部位，比如頭皮、面部、胸部等，
形成慢性炎症性皮膚病，疹子外觀是伴鱗屑的紅
色斑片，有時覆蓋黃痂，皮損部位偶有搔癢。有
些成因是類酵母菌過度生長造成的。嬰幼兒出現
脂漏性皮膚炎，通常在出生到三個月內發作最
多，六個月之後會慢慢好轉。處理方式是平衡、
收斂油脂分泌，可以使用脂漏性皮膚炎純露芳香
浴配方。

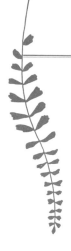

過敏性鼻炎
的綜合症狀

　　如果異位性皮膚炎好好處理，在孩子的餵養過程中，順應時節飲食，保護好脾胃，多運動多曬太陽，避開過敏原，對孩子不要過度期盼造成無端的壓力，那麼孩子在身、心、靈各方面都能健康成長，過敏性疾病就能得到阻斷。

　　如果異位性皮膚炎沒有好好處理，就可能發展為過敏性鼻炎，處理不當就會持續到成年。當然，也有一些人在兒童時期並沒有出現過敏性鼻炎，成年後因為工作壓力及飲食不當等原因，造成免疫力下降才出現過敏性鼻炎。過敏性鼻炎的症狀讓生活質量明顯下降，並且容易有一系列的併發症，對心情、學習、工作，甚至社交，都會造成負面影響，需要認真對待，及時處理。

　　鼻子，是我們整個呼吸道的門戶，它對肺部，對整個呼吸道的健康都非常重要，因為它具有很多「守護調節」的功能。正常人的鼻黏膜會不停地分泌具有生理功能的黏液，在不知不覺中，一天的分泌量有一升之多，一方面這些黏液幫助吸入的空氣加濕，因為外界的空氣對肺部來講太乾燥了，需要進行加濕處理；另一方面黏液可以吸附空

氣裡細微的髒汙，比如塵埃，而大的汙物，則會被鼻毛阻擋，避免污染肺部。我們之前也了解到，肺乃嬌臟，畏寒畏熱，一物不容，毫毛必咳，所以，鼻腔就相當於一個空氣淨化器，對吸入的空氣進行淨化加濕處理，守護呼吸道及肺部健康。

初次得鼻炎的人，症狀往往比較輕，如果經過恰當積極的治療，很快就會痊癒，嚴重的過敏性鼻炎都是多次發病累積而成的，有可能是沒有好好治療，也有可能是錯誤的治療方法導致。每一次的鼻炎發作，對鼻腔黏膜都是一次損傷，造成鼻黏膜長期處於慢性發炎的狀態，一旦形成病態的鼻黏膜，就不能發揮「看門護家」的作用，更難阻擋過敏原的攻擊，造成惡性循環。

過敏性鼻炎的三大主要症狀是打噴嚏、流鼻涕、鼻塞，其實這是身體自我保護的過程：打噴嚏是為了把鼻黏膜上的過敏原或是髒東西用氣流沖走，鼻塞是鼻黏膜分泌了大量鼻水，也是為了將進入鼻腔的異物沖走，同時將鼻腔的通道變窄，阻止過敏原深入呼吸道。這些都是身體對於異物攻擊所作出的反應。但問題是，正常人的身體並不認為這些是異物，不會拉響身體警報，命令免疫系統做出一系列的反應，而過敏人群的身體則會做出應激反應，所以一些西藥的作用原理就是：認為這是沒必要的過激反應，所以用藥物壓制這種免疫反應。但問題又來了，長期被壓抑的免疫反應，等到真的該有免疫反應的時候也不反應了，身體就缺乏自我保護的能力。

中醫的思路不一樣，中醫著眼於扶持正氣，正氣足，自然就不會對邪氣大驚小怪了。打個比方，就像一個嬌氣的孩子，遇到一點小事

情就要哭，這個問題的本質不是不能哭，而是內心太弱，所以中醫不是不讓你哭，因為不讓哭也是一種否定，會讓孩子更加自卑，這時候需要做的是強大孩子的內心，以後再遇到這種小事情，不覺得有何大不了，便也沒有哭的必要了。

常常有人問，鼻炎能不能根治？首先要理解「根治」是什麼概念？如果根治是指改變過敏的基因，這是不可能的。如果根治是指過敏性疾病不再發作，則是有可能的。我們前面也提到過敏性疾病的發作要集滿三大因素：過敏基因、過敏原、低下的免疫力。並不是每個帶有過敏基因的人都會發作過敏性疾病，差別就在於正氣足不足，也就是我們所說的人體免疫力、抵抗力強不強，正氣十足，邪不壓正，自然就不會有一系列的症狀出來，不發作，何嘗不是一種斷根？

過敏性鼻炎有兩個走向，處理好了能斷根，處理不好就會有一系列的併發症狀。鼻炎之所以惱人，也是因為有很多併發症，而且每一個都令人難受不已。這些併發症背後發生的機制是什麼？讓我們一起來了解。

過敏性鼻炎患者，長期處於輕度缺氧的狀態，堵塞的鼻腔會讓顱內的壓力增加，從中醫的角度來講，堵塞會造成清陽不升，感覺頭悶悶的，造成頭暈頭痛；鼻炎的症狀也讓人無法好好休息，睡眠品質低下，甚至根本睡不著，精神狀態就會很差，工作和學習效率低下。過敏性鼻炎就像長期感冒的狀態，想像一下我們感冒時是否無法集中注意力、精神萎靡，過敏性鼻炎的孩子一直處於這種狀態中，不能集中注意力跟隨老師上課的節奏，甚至有的孩子會不自覺的揉鼻子，搓眼

睛，擠眉弄眼，顯得浮躁不安，有時候就會被誤判為過動兒，其實只要鼻炎處理好了，這些問題便會隨之解決。

　　過敏性鼻炎會讓鼻黏膜充血腫脹，鼻黏膜偶爾腫脹，比如感冒期間短時間充血腫脹，它會有自我修復的能力，但如果鼻黏膜一直處於病態，就像一直撐開的橡皮筋，會導致彈性疲乏，難以回縮到正常狀態，無法回縮的鼻黏膜會變得肥大，使鼻腔空間減小，阻礙空氣流通，使鼻塞成為常態，這種鼻黏膜的肥厚稱為「慢性肥厚性鼻炎」。肥厚鼻甲的腫大，通常從下鼻甲開始，逐漸發展到中鼻甲、上鼻甲，一旦鼻腔通通塞住，分泌物無處可去，就可能倒流到咽喉，引起咳嗽，如果當成咳嗽來治，往往治不好，只有鼻炎治好了，這種咳嗽才會痊癒，鼻涕倒流如果發生在夜間，躺臥睡覺的姿勢會讓倒流更嚴重，咳嗽也可能更嚴重，而且倒流也有可能會影響呼吸功能，造成睡眠呼吸中止症（指每小時 5 次以上、每次不少於 10 秒的呼吸暫停），此症有輕度和重度之分，如果重度會引起低氧，甚至危及生命，如果將枕頭稍微抬高一點，可能會讓倒流的情況好一點，但仍然不能掉以輕心。

　　過敏性鼻炎患病的時間越久，鼻黏膜腫脹就越明顯，會堵塞鼻竇的開口區域，讓鼻竇的生理功能受損，還會導致膿性分泌物堵塞在鼻竇裡，這些分泌物一旦滋生細菌就會引發鼻竇炎。我們的鼻竇一共有四個部分，正面看，篩竇和蝶竇在鼻翼後方，上頜竇在牙齒咬合的上頜骨處，額竇在印堂的位置。側面看，額竇和上頜竇在臉部比較靠前的位置，篩竇又分前、中、後篩竇，蝶竇就在比較深的位置。

　　鼻竇炎會在發生在任何一個鼻竇中，造成悶閉感，鼻竇炎非常難

受，中醫講「不通則痛」，一旦氣孔及經絡被堵住，就會造成整個頭面的悶痛，鼻竇也會有壓痛感，

局部腫脹難受，如果彎腰時，疼痛和壓痛感會加重，甚至牽連到牙痛。鼻竇炎剛發作的時候，大多是急性的，如果沒有處理好，反反覆覆發作，就可能發展成慢性鼻竇炎。鼻竇炎的鼻涕常常是黃色黏稠的，這些膿性分泌物悶久了會臭，有時候會覺得呼出的氣有腥臭味。鼻腔堵塞，也會造成嗅覺減退，同時造成味覺減退。

腫脹的鼻黏膜還會壓迫耳咽管的開口區，讓本來能夠正常開合的耳咽管出現阻塞，使中耳一直處於負壓的狀態，倒吸鼻子和鼻塞的時候，會加重負壓情況，阻塞的耳咽管會造成分泌物住中耳跑，形成積液，便會誘發中耳炎。

不管是鼻涕造成的鼻塞，還是鼻甲腫大造成的鼻塞，常常導致患者用嘴呼吸，前面講到鼻腔是「空氣淨化加濕器」，咽喉卻沒有這些功能，外界的空氣不能經過濕潤、加溫、過濾，持續刺激咽喉，就會造成咽部的乾癢，進而產生慢性咽炎，讓人覺得咽喉不舒服，又乾又緊，甚至有灼熱和微痛感，總感覺有異物，便會頻繁乾咳或是不自主地清喉嚨，試圖清除咽部的異物感，但往往咳不出什麼，或是僅僅咳出少量的分泌物。

張嘴呼吸也會導致面容變形，牙齒不整齊，上牙突出，被稱為「腺樣體面容（adenoid face）」，極大地影響了容貌，這時候只做牙齒矯形往往是無效的，如果不能改變呼吸狀態，還是會變形。這也是很多家長非常擔心的狀況，畢竟，每個家長都希望自己的孩子五官端

正，外貌有時候還是會影響人的自信，所以及早糾正這種用嘴呼吸的錯誤方式，才能避免形成腺樣體面容。

影響面容的還有黑眼圈，過敏性鼻炎會造成經絡阻塞，影響血液流通，形成黑眼圈，如果鼻炎造成睡眠不好，更會加重黑眼圈。另外，過敏體質的人群還容易患過敏性結膜炎，經絡阻塞造成氣血精微沒辦法上輸頭目眼睛也出現一系列乾癢、炎症不適。

過敏性鼻炎並非立即危害生命的重病，但又非常惱人，併發症非常之多，嚴重影響生活、工作和學習，要想從根源解決，必須了解其發病機制。

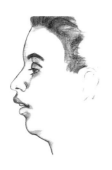
口呼吸側貌

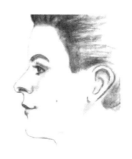
鼻呼吸側貌

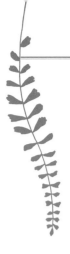

中醫看過敏性鼻炎和芳療配方

　　中醫稱過敏性鼻炎爲「鼻鼽」，《黃帝內經素問・脈解篇》云：「所謂客孫脈則頭痛鼻鼽腹腫者，陽明並於上，上者則其孫絡太陰也，故頭痛鼻鼽腹腫也。」《素問玄機原病式・六氣爲病》云：「鼽者，鼻出清涕也。嚏，鼻中因癢而氣噴作於聲也。」鼻鼽，以陣發性鼻癢、噴嚏頻作、大量清水涕爲特點，伴有鼻塞、目癢等，分常年性和季節性兩類，主要原因在於肺、脾、腎三臟功能失調。

　　肺主皮毛，將衛氣輸送於表，抵禦外邪，肺氣虛，就會正氣不足，衛外無力，腠理疏鬆，風寒邪氣乘虛而入，循經上犯鼻竅。《太平聖惠方・卷第三十七》云：「肺氣通於鼻，其臟有冷，隨氣乘於鼻，故使津液流涕，不能自收也。」臨床常伴有惡風怕冷，氣短乏力，自汗，舌淡胖，苔薄白。

　　脾爲後天之本，化生氣血濡養全身，脾氣虛弱，氣血生化無源，鼻失濡養；脾肺氣虛，則會清陽不升，運化失司，不能通調水道，津液失布，水濕便會上犯鼻竅。臨床見鼻塞較重，鼻涕量多，倦怠乏力，胃口不佳，易腹瀉舌淡、苔白。

腎為先天之本，乃氣之根，腎虛，腎不納氣，耗散於外，上越鼻竅；腎陽不足，攝納無權，水濕上犯，便會清涕漣漣。《黃帝內經素問·宣明五氣論》提出「**腎為欠為嚏。**」臨床常伴有形寒肢冷，腰膝痠軟，夜尿頻多，小便清長，舌淡，苔白。小兒的過敏性鼻炎，腎氣虛、腎陽虛相對較少出現，多以脾肺兩臟功能失調為主。

肺經伏熱，脾胃濕熱，或是積寒成熱，便會形成寒熱錯雜證，上犯鼻竅，造成鼻甲腫脹，鼻涕黏稠腥臭。臨床常伴口乾煩熱，舌質紅，舌苔黃。除了舌象，我們還可以觀察鼻甲的顏色來判斷寒熱，如果鼻甲腫脹顏色偏白或是粉白，通常是寒濕造成的；如果鼻甲又紅又腫，往往代表體內有熱。

在肺金保養一章中，有列示用舌象和症狀來區分寒熱，過敏性鼻炎區分寒熱固然也很重要，但以我多年接觸的個案來說，過敏性鼻炎的患者大多數是陽虛、寒底體質。過敏性鼻炎很多惱人的症狀，治本通常需要一定的時間，在此期間，治標也很重要，先把症狀解決，改善生活、學習和工作的狀態，同時調理體質，提升正氣，堅持正確的飲食和生活習慣，從而達到斷根的目的。

過敏性鼻炎的患者，即使症狀處理好了以後，也可以長期薰香，以保養肺部，提升肺氣，增強免疫力。每隔一段時間，可以逐次替換配方中的精油。在處理症狀的同時，我們也要調理體質，如果脾氣弱的人，根據舌象，可以配合脾胃保養一章中的脾胃調理平補方或溫補方（P.37～P.38）。如果肺部有熱，可以搭配肺金保養的清涼方（P.53）使用。肺主呼吸，骨主納氣，過敏性鼻炎發生於成年人，常

常伴有腎氣弱和腎陽虛的情況，可以參考腎元養護一章的益氣方和溫陽方（P.70～P.71）。

除了薰香，還可以製作淨暢呼吸草本膏，幫助舒緩鼻黏膜敏感症狀，清除黏液，修復受損的鼻黏膜，重建鼻腔健康。

淨暢呼吸草本膏的意義在於緩解鼻炎症狀，避免進一步引發各種併發症，同時修復受損的鼻腔黏膜，幫助鼻黏膜恢復正常生理功能，草本膏可以在鼻黏膜上形成保護層，幫助抵禦過敏原侵襲，避免身體過度反應。在使用草本膏的時候，一定要注意將膏體充分接觸鼻黏膜，如果鼻涕很多，要先沖洗鼻腔再塗抹，如果草本膏隨著鼻涕擤掉了，要及時補塗。鼻腔沖洗使用生理鹽水就可以，有些人很喜歡沖洗鼻腔，覺得沖洗完以後，鼻腔清爽舒服，但如果經常沖洗，又沒有膏脂的滋潤，就會造成鼻腔乾燥發癢，更容易產生敏感，甚至流鼻血，所以沖洗鼻腔一定要搭配膏脂滋潤，這樣對鼻黏膜的保護才是最好的。

將草本膏塗抹於鼻腔以後，可以取適量的膏體塗抹在迎香穴，按揉片刻，再沿鼻翼兩側，上下搓熱，可以幫助通暢鼻腔，使用時注意避開眼部。建議的使用方式為：每次用乾淨棉花棒取淨暢草本膏抹於鼻腔內，還可用淨暢草本膏抹於鼻翼兩側上下搓揉，如鼻塞嚴重可先沖洗乾淨再用淨暢呼吸草本膏。

芳療配方 43	淨暢呼吸薰香方	澳洲尤加利 4 滴　　歐洲銀冷杉 2 滴 芳樟 2 滴　　　　　乳香 2 滴 將以上精油滴入香薰機，在室內擴香即可。
		改善症狀，我們可以使用淨暢呼吸薰香方，補益肺氣，提升肺金功能。精油通過薰香，可以直接進入呼吸道，幫助收斂黏液，淨暢呼吸。

芳療配方 44	淨暢呼吸草本膏	白千層 2 滴　　　　松紅梅 2 滴 德國洋甘菊 4 滴　　辣薄荷 2 滴
		取 20 克葵花籽油或甜杏仁油，加入純天然蜂蠟 5 克，隔水加熱融化後，滴入以上精油，攪拌均勻，倒入消毒過的膏霜瓶中，置於室溫，待其凝固便可（膏霜瓶視材質選擇高溫、臭氧或酒精消毒）。

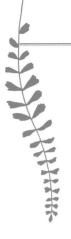

艾灸與泡腳
改善過敏體質

🌿 艾灸

　　除了用芳香膏舒緩鼻炎症狀，也可以用艾灸來改善陽虛體質。艾灸中所用的艾草屬菊科多年生草本植物，艾葉氣味芳香，易燃，用作灸料，具有溫通經絡，行氣活血，祛濕逐寒，消腫散結，回陽救逆及防病保健的作用。

　　《名醫別錄》云：「艾葉，味苦，微溫，無毒。主灸百病。」如果辨證準確的情況下，艾灸確實可以治療很多疾病，且外用相對安全愉悅。諸代名醫對艾灸的療效也給予了高度肯定，明朝藥聖李時珍《本草綱目》云：「艾葉生則微苦太辛，熟則微辛太苦，生溫熟熱，純陽也。可以取太陽真火，可以回垂絕元陽。服之則走三陰，而逐一切寒濕，轉肅殺之氣為融和。灸之則透諸經，而治百種病邪，起沉屙之人為康泰，其功亦大矣。」《扁鵲心書》云：「保命之法：灼艾第一，丹藥第二，附子第三。」可見用艾灸來調理體質，尤其是陽虛體質，是非常好的。《神灸經綸》云：「夫灸取於火，以火性熱而至速，

體柔而用剛，能消陰翳，走而不守，善入臟腑。取艾之辛香做炷，能通十二經，走三陰，理氣血，以治百病，效如反掌。」通經絡、活氣血、祛邪氣、扶正氣，也許就是對艾草最簡潔的詮釋。

過敏性鼻炎可以艾灸迎香穴、印堂穴，將熱力直透病灶，有助鼻腔通暢；艾灸肺俞穴，對肺系統有益，有助提升肺氣、驅除寒邪；艾灸大椎穴，有益氣助陽的作用；艾灸脾俞穴或足三里，有助健脾祛濕。

如果想提升艾灸的效能，古法有隔薑灸、隔蒜灸、隔泥餅灸，在現代運用中，我們還可以配合艾灸芳香膏施灸，比如通經活絡可以在艾灸中加入乳香精油、沒藥精油，驅寒溫陽可以加入薑精油，精油的滲透性很強，能使溫通的效果更好。隔餅灸的灸餅上有很多細小的孔穴，也可以將精油滴在上面，隨著艾灸之力，緩慢將精油釋放，同步發揮功效，這些方法可以讓艾灸達到事半功倍的效果。

值得一提的是，艾灸雖好但並非適合每個人，能否施灸，首先需要辨明的是身體的「水火」情況，如果陰液虧虛的人，舌質紅，舌體瘦小，少苔或是無苔，這種體質身體裡沒「水」，艾灸是火，這就相當於鍋裡沒水或僅少量水，底下加把火，會發生什麼情況呢？水會燒乾則陰虛更甚。舌體越淡，舌苔越白，越水滑，越適合灸。舌體越紅，舌苔越黃，越枯槁，越不適合灸。

另一種不適合艾灸的情況是身體有瘀堵，舌質紫紅，舌下脈絡怒張，這種情況要先解決瘀堵，可以刮痧，比如疏通膀胱經，將瘀堵解決後再施灸。還有一種情況是上熱下寒，建議最後艾灸湧泉穴以引火

歸元。艾灸是強勢的屬火療法，操作好效果就好，如果操作不好，也容易有副作用，對於過敏性鼻炎來說，具有一定的普遍性，大多數人都是陽虛，所以才將艾灸的方法同時介紹給大家，失誤的可能性會少一點，重中之重，還是辨明水火，確定是可以灸的體質再進行施灸。

🌿 泡腳

提升身體陽氣還有個好辦法就是泡腳，簡便易行，對體質辨識的要求也沒有艾灸這麼高，需要提醒的是，秋冬季泡腳只需要泡到身暖即可，春夏季泡腳只需要泡到微微滲汗即可，任何季節，都不要泡到大汗淋漓，會過度耗氣及耗損津液。

| 芳療配方 45 | 陽虛體質泡腳方 | 薑 3 滴　　　　歐洲刺柏 3 滴
乳香 1 滴　　　　沒藥 1 滴
將以上精油滴入 10 毫升全脂牛奶中，充分攪拌乳化後，倒入水中。或將以上精油搭配精油乳化劑，一般精油與乳化劑的比例為 1：4，混合後使精油乳化，再倒入水中即可。

如果辨明體質是陽虛有寒，可以使用陽虛體質泡腳方，補陽去寒濕的效果更好。 |

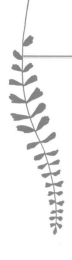

簡單推拿
緩解孩童過敏性鼻炎

　　對於年齡較小的孩子來說，小兒推拿也是很好的外治法，相較艾灸之力，更加溫和。中醫認爲小兒具有臟腑嬌嫩、形氣未充、生機蓬勃、發育迅速的生理特點。小兒出生後，猶如萌土之幼芽，血氣未充，經脈未盛，內臟精氣未足，衛外機能未固，陰陽二氣均屬不足，小兒推拿是有效的外治法有「稚陰稚陽」的特點，即「稚陽未充，稚陰未長」，無論在物質基礎和生理功能方面都是幼稚和不完全的，處於不斷生長發育的過程；另一方面，小兒生長發育迅猛，年齡越小，生長越快，營養的需求也越大，這種蓬勃發育的生長能力，猶如旭日初升，草木方萌，蒸蒸日上，欣欣向榮，古人把這種現象稱爲「純陽」，認爲小兒生機旺盛，對水穀精氣的需求最爲迫切。

　　《小兒藥證直訣》原序云：「（小兒）臟腑柔弱，易虛易實，易寒易熱。」小兒的體質和功能都還在發育之中，相對偏弱，同時寒暖不能自調，飲食不能自節，所以外易受邪氣侵襲，內易爲飲食所傷，肺、脾最容易發病，且傳變迅速。但同時，小朋友身體生機蓬勃，活力充沛，臟腑清靈，在疾病過程中，身體的組織再生和修復能力旺盛，

且病因相對單純，很少受七情影響，在患病之後，如能及時調治，護理周到，則效果又快又好，容易痊癒。

　　對於患過敏性鼻炎的小兒來說，調理體質是一件需要長期堅持的事情，外治法會讓孩子容易接受，將芳療膏脂結合小兒推拿的手法，往往可以達到事半功倍的效果，在過敏性鼻炎中，小兒推拿多以疏風宣肺、通竅鼻淵、益肺健脾為主，可以選擇搭配開天門、推坎宮、運太陽、按揉迎香、推印堂、揉耳後高骨、掐風池、揉肺俞、揉脾俞、補脾經等手法。

　　其實處理過敏性鼻炎，無論小孩還是成人，都有很多方法，能夠大大減輕鼻炎帶來的痛苦，重點就在於堅持，同時注意生活、飲食習慣，養護好鼻黏膜，就可以關閉過敏基因，達到斷根的目標，從而阻斷過敏進行曲。

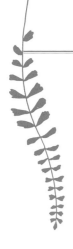

中醫看氣喘
與芳療配方

　　如果過敏性鼻炎沒有好好治療，或是使用錯誤的方法治療，不健康的上游就會帶來不健康的下游，從鼻腔影響到肺，上下呼吸道在結構和生理上有很多相似之處。過敏體質人群的支氣管黏膜，通常也有過敏傾向，長期的過敏性鼻炎患者，常常用嘴呼吸，又冷又乾、沒有淨化的空氣直接侵襲支氣管，讓本身有過敏傾向的支氣管更加不穩定，長此以往，就容易引發氣喘。

　　氣喘是指呼吸道間歇性縮窄，引起呼吸困難和喘息。這種呼吸道的變窄，有可能是肌肉收縮引起的；也有可能是氣道黏膜腫脹發炎，產生過量的黏液，阻塞氣道引起的；當然，也有可能同時發生。過敏性氣喘，是應激性的變態反應，也就是所謂過敏反應，造成呼吸道痙攣收縮，如果還有過敏性鼻炎史，那炎症和黏液也是一直存在的。正常情況下，空氣可以自由通過氣管，在氣喘發作的時候，支氣管壁的肌肉收縮，再加上黏液聚集加重了阻塞，從而使呼吸道變窄，氣流通過受到限制，就會引發呼吸急促、胸部緊縮感、持續乾咳、恐慌汗出的症狀。

中醫學中氣喘的概念是廣義的，泛指呼吸喘急，《黃帝內經》有「喘鳴」、「喘喝」之稱；朱丹溪在《脈因症治》中首創「氣喘」之名，後世醫家又將哮和喘分而為二，明代《醫學正傳》中指出「哮以聲響名，喘以氣息言。夫喘促喉中如水雞聲者，謂之哮；氣促而連屬不能以息者，謂之喘。」朱丹溪在《金匱鉤玄》云：「久喘，未發以扶正氣為要，已發以攻邪為主。」說明了治療原則：未發病時扶正氣，發病時要祛邪同時扶正氣。

氣喘大致上可分為寒喘和熱喘，寒喘的小朋友，你可以想像他的氣管就像是一個水管，一旦遇冷，就會收縮，中醫的做法就是驅寒解表，把體內的寒氣驅除，再溫裡化痰，改善寒性體質。熱喘的話，他的氣管不單純是收縮起來，還會腫脹，這時候，就要清肺熱，把身體的熱清掉，氣管才能恢復到正常狀態。

芳香療法上，我們可以使用定喘薰香方和定喘按摩方。這兩個配方沒有明顯的寒熱傾向，主要目的是放鬆緊張痙攣的氣管，清除黏液，適合大多數氣喘人群。

如果同時要處理脾胃，可以參見脾胃養護一章，如果有明顯的熱象，可以搭配清補方（P.38）使用。如果有明顯的寒象，可以搭配艾灸和泡腳（配方參見 P.126～P.130）。如果伴有腎氣弱或腎陽虛，可以參考腎元養護一章的益氣方和溫陽方（P.70～P.71）。

要注意的是，氣喘有一定的風險，氣管的嚴重痙攣，可能危及生命，所以以下配方只能作為輔助，請不要忽略及時就醫。

定喘薰香方

馬鬱蘭 3 滴
乳香 2 滴
真正薰衣草 3 滴
巨冷杉 2 滴

將以上精油滴入香薰機,在室內擴香即可。

定喘按摩方

快樂鼠尾草 3 滴　　真正薰衣草 3 滴
乳香 2 滴　　　　　香脂冷杉 2 滴

將以上精油滴入 25 毫升葵花籽油或甜杏仁油中,攪拌均勻,塗抹任督二脈胸部以上部位。

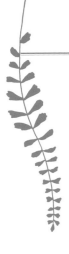

過敏體質的
飲食建議

　　作爲過敏體質，最好去檢測過敏原，避免進食或接觸過敏原，當然，檢測只能作爲參考，還需要留意生活環境及細心記錄飲食，排查過敏原。另一個飲食上的元兇是食品添加劑，大量存在於加工食品中，食用色素、調味劑、防腐劑、增稠劑、塑化劑等，尤其是異位性皮膚炎的人，在過敏性疾病中，它和飲食的關係最爲密切。飲食上要多做減法，儘量少加工，讓食物越單純越好，這樣也容易排查出過敏原。

　　清淡飲食很重要，多吃粗糧，未加工的海帶和紫菜有祛痰的效果，不過偏寒，記得放薑一起烹調。不要吃太鹹或是肥甘厚膩的食物，容易增加脾胃負擔，宋代醫家也曾說：「因食鹽蝦過多，逆得齁喘之痰。」古人很早就發現，吃太多的鹽、蝦會引起氣喘，和現代的研究不謀而合。對小朋友來說，常常是脾肺同病，所以更加要注意飲食，患過敏性鼻炎的小朋友，大多是寒底居多，所以不能多食寒涼水果，對抗生素和激素的使用要謹愼，切不可濫用，以免積寒於體，損傷正氣，乳製品、肉、蛋、海鮮、魚類易生痰，也不適合多吃。

睡眠也非常重要，不要超過晚上十點上床睡覺，晚睡耗陽傷陰損氣血，好的睡眠才能讓身體好好充電。最後則要進行適度的運動，幫助通暢身體，提升陽能，促進代謝，增強體質。

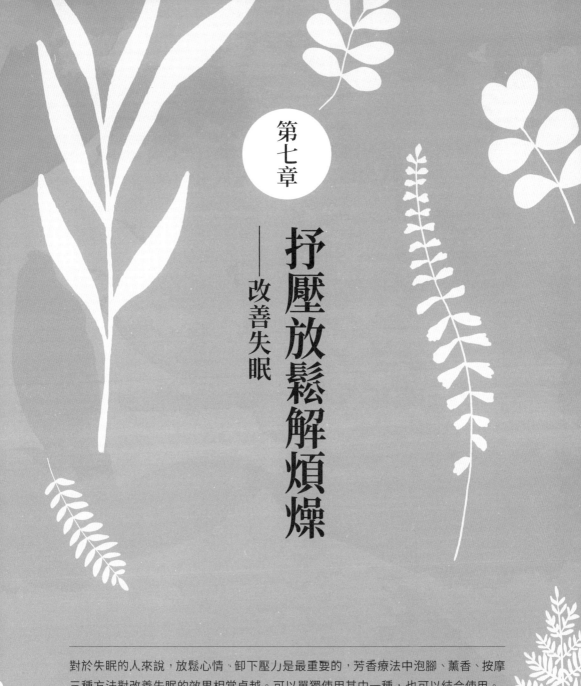

第七章

抒壓放鬆解煩燥

——改善失眠

對於失眠的人來說，放鬆心情、卸下壓力是最重要的，芳香療法中泡腳、薰香、按摩
三種方法對改善失眠的效果相當卓越。可以單獨使用其中一種，也可以結合使用。
我接觸到很多失眠個案，都是心思敏感、容易焦慮、心情煩躁之人，對人對事都有
較高的要求，或是心情抑鬱寡歡、遇事不易想開之人。情志與生理機能互為因果，
除了使用芳療之外，失眠的人調整自己的心性最為重要。

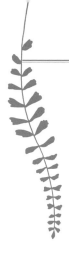

失眠症

　　白岩松在《痛並快樂著》一書中，用一整章篇幅來訴說他曾經飽受失眠之苦：「把失眠當病的人並不太多，可如果失眠一旦成了習慣，那種折磨猶如軟刀子殺人，內心的掙扎和絕望感受比經歷一場轟轟烈烈的大病還嚴重。這種病很常見，尤其對於常費腦力工作或學習的人來說更為普遍。」失眠帶給人的痛苦，只有深受其中的人才能體會。無奈的是，現代人失眠問題越來越高發，極大地影響了生理機能、精神狀態以及心理健康。

　　人生中，大概有三分之一的時間是在睡眠中度過的，睡眠對於身體而言，是天地間最大的「補藥」。正常人的睡眠分為快速眼動睡眠和非快速眼動睡眠。在快速眼動睡眠期，大腦活動增加，資訊得到處理，從而加強學習和記憶功能。雖然非快速眼動睡眠期也會做夢，但大多數的夢都發生在快速眼動睡眠期。非快速眼動睡眠由四個階段組成，第一階段是淺睡眠，在這個階段可以自然醒來，第四階段是深睡期，很難被喚醒。一個完整的睡眠週期約 90 分鐘，不均睡眠週期由四分之三的非快速眼動睡眠和四分之一的快速眼動睡眠組成。

對於新生兒來說，每天需要 16 小時的睡眠，青少年一般需要 8～10 小時的睡眠，大多數成年人夜間平均睡眠時長需要 7～8 小時，60 歲以上的老年人只需要 6 小時的睡眠，但通常在白天要小睡一會兒。當然，每個人需要的睡眠時間是存在差異的，有些人天生就不需要太多睡眠，標準就是睡醒後是否精力充沛。

　　失眠症是指長時間的睡眠品質差，包括難以入睡和睡眠維持障礙，導致不能滿足身體的生理需要，引發一系列的問題。諸如記憶力減退、注意力無法集中、精神萎靡、反應遲鈍，從而明顯影響日常生活和工作。

　　起始性睡眠障礙是指準備睡覺後，超過 30 分鐘以上才能入睡。睡眠維持障礙是指入睡後頻繁醒來、無法進入深睡期或是深睡時間短，易醒且醒來超過 30 分鐘以上才能再次入睡，或是睡眠時間不足 6.5 小時。這種睡眠紊亂每週至少發生三次，並持續一個月以上，對身心都造成極大壓力，會被認定為患有失眠症。

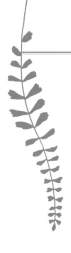

中醫看失眠
與芳療配方

　　中醫學認為，人的正常睡眠是體內陰陽之氣規律轉化的過程，張景岳《類經‧十八卷‧不臥多臥》有云：「衛氣晝行於陽，夜行於陰，行陽則寤，行陰則寐，此其常也。若病而失常，則或留於陰，或留於陽，留則陰陽有所偏勝，有偏勝則有偏虛而寤寐亦失常矣。」「寤」就是睡醒的意思，「寐」就是睡著的意思。睡眠與衛氣的循行有著密切的關係，衛氣晝行於陽而夜行於陰，衛氣同行於脈道，依賴五臟的正常運轉而周行於身。

　　張景岳《類經‧十八卷‧不得臥》有云：「凡五藏受傷，皆能使臥不安，如七情勞倦、飲食風寒之類皆是也。」營衛之氣來源於胃受納水穀之氣，與脾的運化，肺的宣發肅降，肝的疏泄，骨的潛藏，心主血脈密切相關，臟腑功能和，營衛之氣才能源源而生。有了營衛之氣，還要運行順暢，失眠患者多是病程較長，「久病入絡」，絡主血，脈絡阻滯便會產生瘀，一方面營衛之氣不能順暢運行，另一方面氣滯血瘀會導致心失濡養，從而引發寤寐異常。心主神明，是君主之官，心神不安自然是難以安睡。

《景岳全書・卷之十八・不寐》云：「不寐證雖病有不一，然惟知邪正二字則盡之矣。蓋寐本乎陰，神其主也，神安則寐，神不安則不寐，其所以不安者，一由邪氣之擾，一由營氣之不足耳。有邪者多實證，無邪者多虛證。凡如傷寒、傷風、瘧疾之不寐者，此皆外邪深入之擾也；如痰，如火，如寒氣、水氣，如飲食、忿怒之不寐者，此皆內邪滯逆之擾也。舍此之外，則凡思慮勞倦，驚恐憂疑，及別無所累而常多不寐者，總屬真陰精血之不足，陰陽不交而神有不安其室耳。」內外邪氣之類的失眠，因為範圍太廣、成因複雜，非一章能盡言，故不在此篇討論範圍。現代人的長期失眠往往因為思慮過重，思則氣結，氣結則血滯，前面我們也提到思則傷脾，脾虛則氣血生化不足，思慮過度亦傷肝血，使得陽不入陰造成失眠。《症因脈治・卷三・不得臥》云：「肝火不得臥之因，或因惱怒傷肝，肝氣怫鬱，或盡力謀慮，肝血有傷。肝主藏血，陽火擾動血室，則夜臥不寧矣。」情志不暢，抑鬱不歡，則會氣機阻滯，肝氣不舒，氣鬱則血不行，肝經血瘀，久而化熱，便造成失眠，現代人的失眠大多數都是情志原因。

氣血化生充足，血行通暢，上奉於心，則心得所養；受藏於肝，則肝體柔和；統攝於脾，則生化不息；調節有度，化而為精，內藏於腎；腎精上承於心，心氣下交於腎，則神志安寧。

心屬火，腎屬水，兩者相互作用相互制約，腎中真陽上升，能溫養心火；心火能制腎水氾濫而助真陽；腎水又能制心火，使其不致過亢而益心陰。

心腎相交，則水火濟濟，天清地暖，心腎不交，則水火不濟，神

志不寧。

　　心腎不交也可能與中焦脾土有關，中焦阻滯便不能發揮土載四行的作用，圓運動便不能正常運行。

　　綜合以上，處理失眠主要考慮暢通營衛，疏肝養肝血，調和脾胃，交通心腎。有實證者需祛風、祛寒、清熱、行氣化痰、活血化瘀等。

　　失眠人群，按虛實分類，實證有：

- 心火旺者，舌尖紅，心煩、多夢、健忘；可以喝綠豆粥。
- 肝氣不舒者，舌體兩邊鼓脹或舌中有裂紋，胸脅脹滿；參考肝木一章。
- 脾胃不和者，舌苔白膩或黃膩，有寒濕或濕熱，或是舌面水滑；參考脾胃一章。
- 瘀血者，舌體偏紫紅，舌下脈絡怒張；可服用三七粉。

　　虛證有：

- 心氣虛者，舌尖凹陷，氣短，乏力，神疲，有的人會出現胸悶，自汗這些症狀，可以喝人參水。
- 脾氣虛或脾陽虛者，舌邊有齒痕，舌淡白，舌中可能有凹陷；參考脾胃一章。
- 腎氣虛或腎陽虛者，腰膝酸軟，脫髮，有的人會耳鳴，舌下部可能有凹陷；參考腎元一章。
- 陰虛火旺者可參考引火歸元一章（P.97），可以喝蓮子粥養陰安神。

如果有實證，可以透過刮痧、推拿、按揉壓痛點來疏通經絡；肝氣鬱結的人可以拍打肝膽經，或使用疏肝穴道按摩（P.83）。脾胃問題可以堅持摩腹。除此之外，站樁、打坐也對改善失眠大有助益。失眠的原因有很多，最重要的是將身體調回中和、平衡的狀態。

<table>
<tr><td rowspan="2">

眞正薰衣草 3 滴　　馬鬱蘭（甜馬鬱蘭）3 滴
快樂鼠尾草 2 滴
將以上精油滴入 10 毫升全脂牛奶中，充分攪拌乳化後，倒入水中。或將以上精油搭配精油乳化劑，一般精油與乳化劑的比例爲 1：4，混和使精油乳化，再倒入水中卽可。

與失眠相關的臟腑較多，如果不懂辨證，普遍的適用方法是泡腳，能溫和地引火歸元，調理五臟。泡腳會使體溫略微升高，在體溫回落的過程，會產生睡意，有助入眠及深睡。也可以泡浴，對身心是一種解壓和放鬆。無論是泡腳還是泡浴，配合晚安沐足／泡浴方，效果會更好。

</td><td>

晚安沐足／泡浴方

</td><td>

芳療配方 48

</td></tr></table>

芳療配方 49	晚安薰香方	佛手柑 3 滴　　　橙花精油 2 滴 眞正薰衣草 3 滴 將以上精油滴入香薰機，在室內擴香卽可。

薰香也是非常好的促進睡眠的方法，薰香可以直接影響神經系統，放鬆情緒，使呼吸變慢，心神趨於寧靜，可以在每晚睡前使用晚安薰香方，當然也可以選你自己喜歡的、能讓你放鬆的精油。

芳療配方 50	晚安按摩方	檀香 2 滴　　　　乳香 2 滴 眞正薰衣草 3 滴　　永久花 1 滴 快樂鼠尾草 2 滴 將以上精油滴入 25 毫升葵花籽油或甜杏仁油中，攪拌均勻，按摩身體。

按摩是極適合現代人的安眠方式，對於成人來說，按摩有助放鬆疲憊的身心；對於孩子來說，按摩可以促進親子感情，增加孩子的安全感。用精油按摩，一方面手法可以發揮放鬆作用，另一方面是透過精油的吸收來發揮安眠效果，晚安按摩方適合成年人使用，如果是孩子，可以使用橙花和羅馬洋甘菊精油各 1 滴，加入 10 毫升甜杏仁油中，爲孩子睡前按摩。

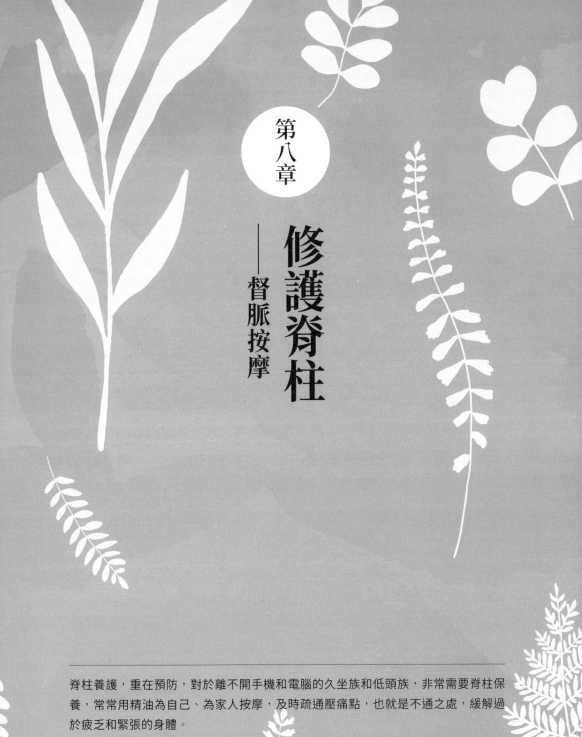

第八章

修護脊柱

——督脈按摩

脊柱養護，重在預防，對於離不開手機和電腦的久坐族和低頭族，非常需要脊柱保養，常常用精油為自己、為家人按摩，及時疏通壓痛點，也就是不通之處，緩解過於疲乏和緊張的身體。

利用精油和推拿手法，可以很好地釋放、舒緩韌帶和肌肉的緊張與勞損。

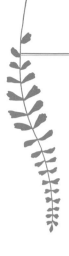

久坐低頭族
的健康隱患

　　自古以來，人們就把脊柱稱為「男人的龍脈，女人的鳳骨」，脊柱在身體中扮演著非常重要的作用，不僅僅是支撐身體，從西醫的角度來說，脊柱有很多神經與全身各處相連；從中醫的角度來說，督脈是氣血貫通上下的重要通路。現代人，因為長時間使用電腦、手機，讓脊椎承受過度的壓力，勞損嚴重。低頭、久坐都是脊柱的健康殺手，如何養護脊柱便顯得尤為重要。

　　人體的脊柱由 33 個椎骨構成，頸椎 7 個，胸椎 12 個，腰椎 5 個，骶椎 5 個，尾椎 4 個。5 個骶椎融合為 1 塊，4 個尾椎融合為 1 塊，所以一般稱為有 26 個椎骨。在國際通行的慣例中，習慣將頸椎、胸椎、腰椎、骶椎分別用 C、T、L、S 代表，後面加上數字表明自上而下的位置，比如 C7 就代表第七頸椎。

　　骨骼堅硬，「硬碰硬」便會造成傷害，所以在它們之間，依靠椎間盤來提供緩衝。椎間盤外部是一個封閉的纖維環，裡面是髓核，是一種可以流動的膠凍狀物質，正常情況下，髓核被纖維環包裹住，不會外溢，椎間盤發揮著減震的作用，保護椎骨。如果椎間盤受到不正

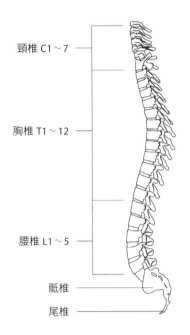

頸椎 C1～7

胸椎 T1～12

腰椎 L1～5

骶椎

尾椎

確的擠壓，時間久了就有可能擠破纖維環，髓核脫出就形成了椎間盤突出症，如果壓迫到神經，則會影響神經所輻射的身體部分，比如腰椎間盤突出壓迫到神經，便會影響同側下肢，出現酸麻脹痛感。

　　椎骨由前方的椎體和後方的椎弓構成，它們中央有一個空間，也就是椎孔，這些椎孔隨著脊柱上下排列，每個椎體的椎孔縱向相連，便形成了上下直通的管道，稱為椎管。椎管內有又粗又長的神經通過，稱為脊髓。整條脊髓，有 31 對脊髓神經：

- 頸神經有 8 對，通向五官、頸、肩、肘、手、腦神經、心、肺、血管等；
- 胸神經有 12 對，通向心、肝、脾、肺、腎和消化系統、泌尿系統；

· 腰神經有 5 對，與膀胱、大腸、小腸和神經系統相聯繫；

· 骶神經有 5 對，與 1 對尾神經一起，控制著人體的排泄系統。

31 對脊神經連於脊髓，通過相應的椎間孔走出椎管，連接全身各處，支配它們的功能，脊髓與大腦共同形成中樞神經，是人體神經系統的主體。中樞神經系統接收全身各處的資訊傳入，經過加工分析後發出指令，指揮身體各項功能；或是將收集到的資訊儲存在中樞神經系統，成爲學習、記憶的資訊庫。周圍神經系統則負責感應和收集外界資訊。

脊髓是四肢百骸的資訊通路，負責資訊傳遞與收集，將感知的資訊傳回大腦，再將大腦的命令發送至脊髓神經，傳達至四肢百骸。我們的五臟六腑能夠每天自主有序地完成工作，就是接受大腦資訊的脊髓神經在發揮作用，如果神經受到壓迫或損傷，便會影響身體的有序工作。

脊柱不同於普通的身體骨骼，比如四肢發生骨折，只要癒合後就不會造成太大的影響，即便有影響也僅限於局部。但如果脊柱骨折或關節錯位，就會壓迫甚至截斷中央的脊髓，損傷脊髓神經，從而造成麻痺或癱瘓，也會影響身體功能，比如造成大小便失禁等。

除了椎骨和椎間盤，要想完成一系列的動作，形成我們柔軟的肢體語言，還需要韌帶與肌肉的參與，肌肉與韌帶可以穩定、保護、平衡脊柱。肌肉與韌帶不僅有彈性，還有力量，也就是張力。肌肉與韌帶協助脊柱與椎間盤，完成扭頭、彎腰、拉伸、轉身等動作，韌帶可

防止脊柱過度運動，形成一定的拉扯力量，保護脊柱處於正常狀態，並且維持脊柱的平衡，如果長時間不正確的姿勢造成不均衡的受力，或是一側的肌肉與韌帶過度勞損，則會造成身體的歪斜，比如青少年越來越常見的脊柱側彎。韌帶是保護椎體穩定的主要結構，牢牢地固定住椎體，減輕椎間盤的負擔。椎間盤的傷害往往是在肌肉與韌帶過度勞損的情況下發生的，因為過勞，所以就沒辦法好好發揮穩定、保護、平衡脊柱的作用，從而造成椎間盤的損傷，進而造成神經壓迫等問題。

　　整條脊柱，無論是哪個部分出了問題，都有可能引發一系列的身體狀況。

- 頸椎有問題，有可能會造成腦供血不足、血壓異常、心絞痛、神經衰弱、頭暈、偏頭痛、失眠、健忘、耳鳴、三叉神經痛、噁心、頭昏等；
- 胸椎有問題，有可能會造成氣短、胸悶、冠心病、胸痛、消化道疾病等；
- 腰椎有問題，有可能會造成大腿酸麻脹痛、便秘或腹瀉、腰軟無力、性欲減退、排尿困難、靜脈曲張、月經不調、痛經、坐骨神經痛、膀胱炎等；
- 骶椎有問題，有可能會造成痔瘡、直腸炎、腰背痛、行走困難、膝關節痛等；
- 尾椎有問題，有可能會造成脊椎彎曲、髖骨關節炎、前列腺炎、馬尾神經痙攣、酸痛等。

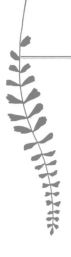

中醫看脊椎保養
與芳療配方

　　脊柱也是督脈循行的路線，《難經‧二十八難》云：「督脈者，起於下極之俞（長強穴），並於脊裡，上至風府，入屬於腦。」督脈被稱為「陽脈之海」，分支和絡脈聯繫很廣。「督」有總督、督促之意，督脈在背部，背為陽，督脈對全身陽經有統率、督促的作用，而大椎更是各陽經的交匯點。帶脈出於第二腰椎，與陽維脈交會於風府、啞門。督脈循行脊裡，入絡於腦，又絡骨，與腦、髓、腎都有密切的聯繫。腦為「元神之府」，經脈的神氣活動與腦有密切關係。

　　如果督脈脈氣失調，「實則脊強，虛則頭痛。」我們都知道，痛則不通，通則不痛。如果長時間久坐、久視，就會造成氣血循行不暢。任督二脈形成的循環就是一個小周天。督脈不通，任脈也會受到波及。因此，一旦督脈脈氣痺阻，引起的疾病遍及全身，陽氣受阻，則五臟六腑的功能都會受到波及。

　　脊椎旁是足太陽膀胱經循經的路線，有五臟六腑重要的俞穴，又稱為十二俞穴：

　　第三胸椎棘突下，旁開 L5 寸，是肺俞；

第四胸椎棘突下，旁開 1.5 寸，是厥陰俞；

第五胸椎棘突下，旁開 1.5 寸，是心俞；

第九胸椎棘突下，旁開 1.5 寸，是肝俞；

第十胸椎棘突下，旁開 1.5 寸，是膽俞；

第十一胸椎棘突下，旁開 1.5 寸，是脾俞；

第十二胸椎棘突下，旁開 1.5 寸，是胃俞；

第一腰椎棘突下，旁開 1.5 寸，是三焦俞；

第二腰椎棘突下，旁開 1.5 寸，是腎俞；

第四腰椎棘突下，旁開 1.5 寸，是大腸俞；

第一骶椎棘突下，旁開 1.5 寸，是小腸俞；

第二骶椎棘突下，旁開 1.5 寸，是膀胱俞。

為什麼要常常疏通膀胱經，就是因為膀胱經在背部有很多重要的俞穴，背俞穴是五臟六腑之氣輸注之處，最能反映臟腑功能的盛衰，對於治療五臟六腑的疾病有重要作用，同樣的，如果久坐不動，也會造成膀胱經不通，便會反向影響五臟六腑的健康與平衡。器質健康影響功能發揮，反過來功能受阻也會影響器質健康。

長時間低頭看手機、久坐，無疑是對脊柱影響最大的壞習慣，經年累月的不正確姿勢，過度的負荷，讓頸、背、腰都處於非正常生理體位，肌肉僵硬、韌帶勞損，椎間盤壓力增大，積勞成疾。除此之外，寒濕侵襲，也是造成脊柱損傷的重要原因，寒則收、則凝，濕則滯、則阻，寒濕會阻礙氣血的順暢流通，氣血不通則百病由生。

所以要想養護好脊柱，就要建立良好的生活習慣，還要常常疏通經絡，舒緩肌肉緊張，釋放韌帶壓力，及時處理肩頸腰背不適，以免進一步損傷椎間盤，阻滯氣血循環，影響脊柱健康。

芳療配方 51	舒緩按摩方	乳香 2 滴　　　　沒藥 2 滴 真正薰衣草 2 滴　薑 1 滴 芳香白珠 1 滴　　歐洲刺柏 1 滴 歐白芷 1 滴 將以上精油滴入 15 毫升葵花籽油或甜杏仁油中，另加入 5 毫升山金車浸泡油，5 毫升聖約翰草浸泡油，攪拌均勻，作為按摩或刮痧用油。 我們可以用舒緩按摩方，為身體做疏通按摩，可以配合刮痧板疏通膀胱經，也可以用簡單的推拿手法來疏通，同時，手法還能放鬆肌肉，將「堵點」按揉開，恢復氣血、經絡的順暢。配方中的山金車浸泡油可以緩解肌肉緊繃感，活血散瘀，治療扭傷及肌肉疼痛。聖約翰草浸泡油有鎮定和穩定神經的能力，還能促進氣血循環，緩解肌肉僵硬。

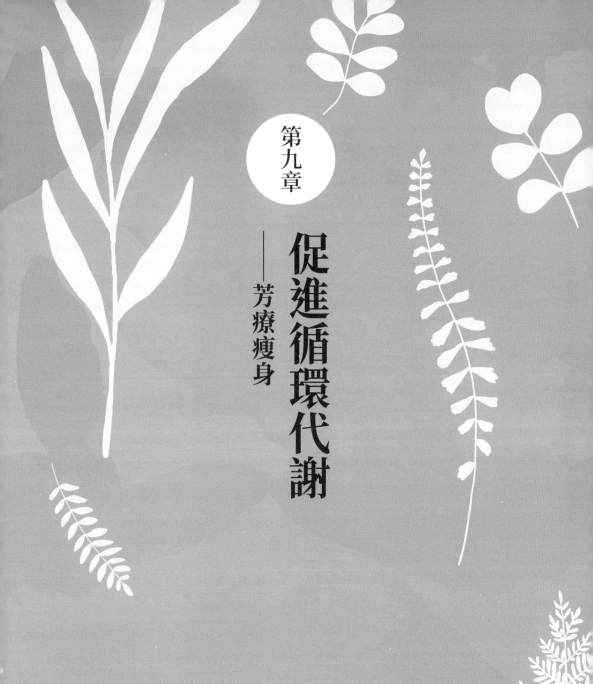

第九章

—— 芳療瘦身

促進循環代謝

除了合理飲食，適當運動，芳香療法可以在促進代謝以及驅除身體寒濕方面，為減肥助力，讓身體更快達到瘦身的效果，並且在瘦身的同時調整體質，體重不易反彈。

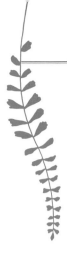

中醫看肥胖

　　瘦身，是經久不衰的話題。「胖瘦」更是女性時刻關注的焦點。有些女性，爲了瘦，不惜付出健康的代價，節食不吃飯、只吃蔬果汁、劇烈運動大量出汗、吃減肥藥、用束腹帶緊緊勒住自己……這些過於激烈的減肥方法，不但影響女性脾胃健康、月事，還會影響甚至懷孕，所以不要再盲目減肥了，保持理智與清醒的頭腦，在健康的基礎上雕塑形體，方爲正道。

　　人處於自然中，便離不開自然之道。自然之道言平衡，凡是激進、脫離正常規律的事物，卽便帶來一些好處，往往潛藏更深的害處。不論什麼類型的體質要減肥，都要遵循身體運轉的規則，找到肥胖背後的原因，去改善它，只要堅持，或早或晚一定會有效果。

　　首先來了解，什麼樣的人群算肥胖。國際通行的體重指數 BMI 的計算方法是：體重（kg）／身高（m2），比如一位女性身高 1.60 公尺，體重 60kg，那麼她的體重指數就是 60 ／ 1.62，約爲 23.44，按照國際標準，體重指數在 18.5 以下是過瘦，在 18.5～24.9 是正常，在 25～29.9 屬於超重，在 30～34.9 屬於肥胖，高於 35 就屬於嚴重肥胖。

按照這個計算方法，身高 1.6 公尺，體重 60 公斤的人，屬於正常。看到這個結果，很多女性會驚呼：「60 公斤太胖了！」這裡有兩個問題，第一是國際通行的體重指數對各個國家和地區的人群，是否要有區別？第二是以體重這個單一資料來判斷胖瘦是否太過片面？

　　對於歐美人來說，普遍食肉多，而東方華人主要是穀食，因此我們的飲食普遍沒有歐美人的熱量高，加上華人曬太陽和運動遠不如歐美人，基於這些原因，註定我們的「熱能」不如歐美人，尤其是臟腑的熱能不如歐美人，所以身體胖，脂肪都集中在臟腑周圍，越冷的區域越需要脂肪來保溫，脂肪集中在上半身，尤其是腰腹部位，會顯得更胖。另有研究調查，在歐美體重指數為 30 的人群與華人體重指數為 25 的人群，糖尿病的發病率是接近的。所以，BMI 指數的標準放在華人人身上，要適當調整，有醫學研究者認為，華人正常體重指數只要超過 22.6，就應該算超重，而歐美人，則要超過 24.9 才算超重，這是從肥胖與疾病關聯的角度來分析。

　　按這個標準調整過後，如果體重指數不超過 22.6，就是 1.6 公尺的人，體重為 57.8 公斤以下，則不算超重。這個結果對有些女性來說還是不能接受，假設 1.6 公尺的女性體重 57 公斤，她仍然會認為自己偏胖需要減肥，所以這裡又有另外一個問題：體型與體重的關係。如果一個人常常運動鍛煉，身上的肉緊實，不是脂肪而是肌肉，那麼 55 公斤肯定不胖，身體會有不錯的曲線。但如果一個人不鍛煉，身上都是鬆鬆垮垮的脂肪，那麼視覺上，55 公斤看上去確實不夠苗條。

　　綜上所述，BMI 的計算方法僅供參考，重點是身體夠不夠結實，

是不是有足夠的能量參與代謝，這才是健康的瘦，健康的美。在脾胃一章有說過，脾主肌，脾胃好的人，肌肉結實，反過來，常常運動讓身體更結實，也會促進脾胃健康。胖與瘦，確實與脾胃有著非常緊密的關係。

人為什麼胖？其實只要理智思考一下，不難得出答案：

第一，受納過量，就是吃進去太多，身體消耗不了就囤積起來成了脂肪。

第二，消耗過少，就算吃得不算太多，但如果沒有正常的運動消耗，也會囤積為脂肪。

第三，代謝障礙，就是身體不夠通，其實這和第二點息息相關的，如果運動多，身體就會通，代謝就會正常，運動多肌肉的比重也會更大，肌肉裡的線粒體可以燃燒脂肪，常運動的人，肌肉結實，即便多吃也不容易產生肥胖問題，因此，增肌是很重要的。另外一種則是病理性的代謝異常，這時候就不是追求瘦為首要目標了，而是先讓身體回到健康狀態。

第四，中醫講「胖人多痰濕」，身體熱能不夠則水濕痰飲積聚。如果是陽虛體質，身體出於保溫的需求必須囤積脂肪，達到「病態」的平衡，這時候用一些激進的手法把脂肪去掉，身體最後還是會長回這些脂肪，以維持「平衡」，只有把寒和濕祛除，身體才能真正擺脫脂肪的保護，達到穩定的減肥效果。

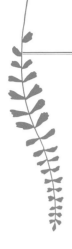

健康瘦身
與芳療配方

　　瘦身期間飲食要正常，不要暴飲暴食或餓一頓飽一頓；不要只吃水果，很多水果都是偏寒涼的，會加重脾胃的寒濕；也不要拒絕碳水化合物，凡事都是適量，因爲不可能一直不吃碳水，終究要回歸正常的飲食和生活，身體需要在規律、正常的飲食狀態下達到瘦身效果，這樣體重才不會反彈復胖。

　　運動建議在白天，很多人晚上去健身房拼命鍛煉或長時間夜跑，出汗確實可以讓人短暫舒爽，但超量的運動、過量的出汗也是耗氣傷津的，晚上陽要慢慢入陰才能進入睡眠，這時候運動把陽氣攪動起來，便是「逆向行之」。當然，「利」與「不利」都是指長期的狀態，偶爾爲之，則無須過於介懷，常態才有討論的意義。

　　芳療配方分兩部分，一個是循環代謝清靈方，主要是利用能促進身體循環的精油，提升代謝機能；一個是瘦身緊緻清靈方，可以幫助身體消解脂肪，提升熱能，排除寒濕。

　　這兩個配方可以作爲身體按摩油，手法很簡單，下半身往腹股溝方向推揉，上半身往腋窩方向推揉。也可以作爲刮痧油，配合刮痧板

使用。月經期間不刮痧。痧出後，要等痧退再刮。有的人身上的肉很
僵硬，但並不是結實的肌肉，可以藉由手法讓身體柔軟下來，堅持推
揉按摩一段時間，瘦身的效果便會慢慢展現。

芳療配方 52	清靈方 循環代謝	玫瑰天竺葵 2 滴 歐洲刺柏 3 滴 葡萄柚 2 滴 山雞椒 1 滴 北非雪松 2 滴
		將以上精油滴入 25 毫升葵花籽油或甜杏仁油中，攪拌均勻，推揉全身。

芳療配方 53	清靈方 瘦身緊緻	馬鞭草酮迷迭香 3 滴 黑胡椒 2 滴 永久花 2 滴 松紅梅 1 滴 薑 2 滴
		將以上精油滴入 25 毫升葵花籽油或甜杏仁油中，攪拌均勻，推揉全身或想瘦的部位。

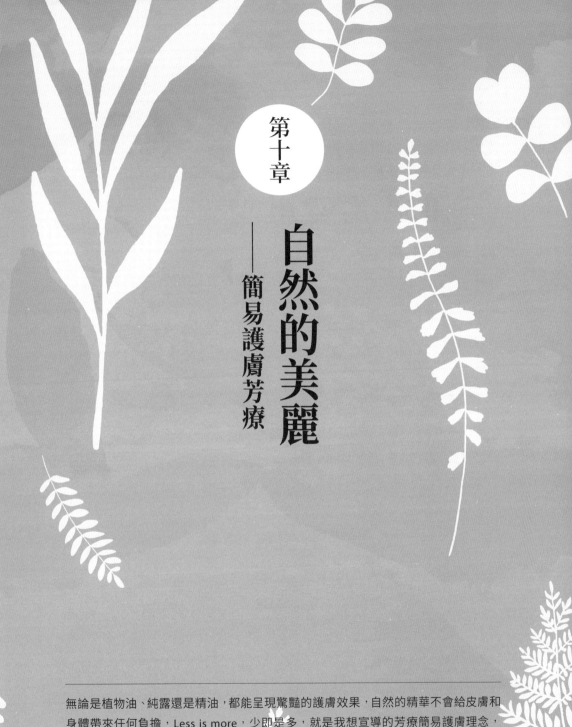

第十章

自然的美麗

——簡易護膚芳療

無論是植物油、純露還是精油，都能呈現驚豔的護膚效果，自然的精華不會給皮膚和身體帶來任何負擔，Less is more，少即是多，就是我想宣導的芳療簡易護膚理念，願大家享受自然，向美而生。

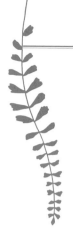

芳香療法
的護膚妙用

　　斷捨離，是很多人崇尚的生活哲學。護膚也是一樣，芳香療法宣導輕易養護的理念，「輕」卽極簡，「易」卽平衡，給肌膚眞正需要的營養與能量，肌膚就會有良好的呈現，也不會產生額外的負擔，就如同宋代的極簡美學精神。眞正的美，不求繁複，恰到好處。

　　無奈的是，現代女性的化妝台，保養品越來越多，步驟越來越複雜，讓肌膚不堪重負，造成毛孔阻塞、長痘、長脂肪粒、越來越敏感等問題。其實，肌膚想要的並沒有那麼多，抹太多往往是因爲每一個抹在臉上的產品，護膚的效能都不夠，所以要疊加功效。如果每個步驟都是有效的護膚，又何須無限疊加呢？芳香療法輕簡護膚，追求的就是精準、高效，摒棄一切繁複。

　　很多女性開始接觸精油，都是用於皮膚保養，精油的分子很小，可以透過皮膚深入肌底層發揮功效，尤其在以下幾方面呈現優勢效能。

　　第一，舒緩敏感。精油取材於大自然，溫和、親膚性高，不給皮膚帶來負擔，也不易引起皮膚過敏，因此對敏感肌膚非常友好。另一

方面，精油中含有的母菊天藍烴、沒藥醇等成分，在皮膚發生敏感反應時，可以療癒敏感，所以，芳療的確是敏感肌的好朋友。被譽為化妝品公司最信賴的皮膚顧問萊斯利・褒曼醫生也認可芳香療法用於護膚的優勢，她指出：「皮膚過敏最常見的過敏原是香料和防腐劑，國際日用香料香精協會（International Fragrance Association，IFRA）開展了一項計畫，旨在開發適用於化妝品的安全香料，最近的研究已經證實了芳香療法的好處。

第二，促進新生。很多精油含酮類、醇類分子，這些天然化合物能有效幫助肌膚再生。上集在介紹薰衣草精油時，有提到芳療之父蓋特福塞的故事，充分展示了精油強大的修復功效。除了薰衣草，還有很多精油在這方面表現卓越。

第三，美白、去蠟黃、淡斑。很多精油可以抑制酪氨酸酶的形成，從而阻斷黑色素的生成，在美白膚色方面非常有優勢，東方人講一白遮三醜，皮膚白皙，是很多女性追求的膚況，精油在這方面，溫和安全有效。需要提醒的是，雖然檸檬精油可以美白，但具有光敏性，使用過後要嚴格禁止日曬。當然，除了檸檬，還有很多精油可以美白，卻沒有光敏性的困擾。

第四，抗衰老。精油可以抗氧化，增強肌膚緊緻度和彈性，促進微循環，保持肌膚活力。現今歐洲仍有不老女神代言的匈牙利皇后水，其主要成分就是迷迭香純露。如果你長時間用馬鞭草酮迷迭香純露敷臉，會明顯感覺到皮膚的緊緻，對皺紋的修護非常有好處，需要強調的一點是，馬鞭草酮迷迭香的緊膚效果緣於它的強收斂性，也正

是因為這一特性，使它的保溫性能相對較弱，所以乾性肌膚建議搭配玫瑰天竺葵純露一起使用。

第五，處理痘肌炎症。很多精油具有抑制細菌滋生、平衡或收斂油脂分泌的效果，加上我們上面提到的促進新生的效果，就非常適合痘肌護理，消炎並防止重複感染，幫助快速癒合，活化血液循環，避免留下痘坑痘印。

那芳療護膚，有什麼樣的運用方式呢？

 ## 潔膚

潔膚，目的是把皮膚清潔乾淨，清潔的對象主要是：皮膚自身的代謝產物，皮脂腺分泌的油脂和空氣裡的髒汙混合的產物，防曬及彩妝品。所以常用的潔膚產品有兩種：卸妝油及潔面露／皂。

彩妝是不溶於水只溶於油的，所以最簡單、最溫和的方式就是用油將彩妝溶解，這是物理溶解的方式，為了更好地沖洗，會加入乳化劑，它可以讓油遇到水以後瞬間乳化，不至於黏附在皮膚上不易沖洗。溶解彩妝的油，市面常見的有礦物油和植物油兩種，礦物油容易堵塞毛孔。芳香療法使用天然的植物油，還可以調配精油，一方面可以營造香氛，另一方面可以調理膚質。

潔面露則更為簡單，可以用植物油或是純露，搭配溫和的起泡劑，乾性肌膚適合油底，油性肌膚適合純露底，起泡劑推薦胺基酸型，潔淨力足夠，卻又非常溫和，如果不小心沾染眼部，也不會產生

刺激，小朋友使用的洗髮乳或沐浴露，也可以用純露及胺基酸起泡劑來調配。

芳香療法還常用潔面皂，皂是由植物油和鹼發生反應，產生皂和甘油，皂可以清潔皮膚，甘油可以滋潤皮膚，為什麼化工皂用完皮膚會乾？是因為工業生產將裡面的甘油提取出來用於護膚品的製造，所以缺失了滋潤肌膚的成分。而手工皂，完整地保留了甘油成分，所以用完不會讓皮膚覺得乾燥。

用來製作手工皂的油脂，可以根據膚質來選擇，植物浸泡油也非常受歡迎，比如菊花、紫草、金盞花、艾草等浸泡油，實現更豐富的護膚功效，這和古人的思路多有相仿。

皂分兩種，固體皂和液體皂，液體皂需要用水劑稀釋，在水劑的選擇上，又可以豐富多樣，比如綠豆水、紅茶水等，當然也可以用純露。固體皂和液體皂都可以添加精油，實現多元功效。

不難看出芳療的輕易養膚理念，雖然步驟簡單，但在一個步驟的產品上，就可以實現多樣的個性化需求，取材天然，借助自然的能量調理肌膚，不會給肌膚和環境帶來負面影響。精油是高精純物質，集合了植物最具療癒性的精華部分，植物油、純露、精油都有非常多的品種可以選擇，每個品種都有自己的功效特性，可與膚質和需求進行精準匹配，所以才能實現極簡護膚，否則就算步驟再簡單，如果沒有實現優秀的護膚功效，那也毫無意義。

我們的皮膚上有很多皮脂腺，它會分泌含蠟酯、甘油三酯和角鯊烯的皮脂，形成薄膜，幫助皮膚裹住水分，油脂過多會容易黏附空氣

裡的髒汙，造成毛孔堵塞，油脂過少則會造成皮膚乾燥。青春期油脂分泌旺盛，可以每日使用潔膚產品一到兩次。20歲以後，一天只需使用潔膚產品一次。越是乾性的皮膚，清潔的次數要越少，人體自身分泌的油脂，本身對皮膚有滋養和保護的作用，過度清潔會讓皮膚變得乾燥、敏感。隨著年齡的增長，皮膚的鎖水功能越來越弱，皮脂腺功能也逐漸衰退，這時候，就需要減少使用清潔產品的次數，兩天或三天用一次，其它時間只以溫水潔膚即可。

　　需要強調的一點是，青春期才會有油脂分泌過旺的問題，如果25歲以後還呈現出油皮狀態，往往代表皮膚深層缺水以及水油不平衡，因為缺水，皮膚才會大量分泌油脂進行自我保護，此時過度清潔，會造成皮膚更乾、分泌更多油脂、皮膚更油的惡性循環，正確的做法是大量補水，平衡水油，改善肌底層的乾燥，油脂分泌的問題才能得到徹底解決。

🌿 爽膚

　　芳療所用的爽膚水就是純露，有很多的品種，純露對皮膚非常友好，而且功效全面，各個品種可以搭配使用。

　　純露正確的使用方法是重複多次的拍拭，很多人使用純露只拍一次，就進行潤膚步驟了，但實際上，純露非常親膚，極易吸收，要讓肌膚喝飽水分，才能更好地吸收乳霜，所以要重複多次拍拭，重複的過程可以使用一個品種，也可以使用兩個或多個品種，比如對於熟齡

肌膚，可以使用玫瑰 → 天竺葵 → 橙花 → 乳香純露，前後順序可以調換，沒有嚴格的要求，重點是重複多次，確保肌膚吸收足夠的水分。

　　純露也可以當成面膜使用，用壓縮面膜紙浸泡純露，敷在臉上，再準備一個噴霧瓶，在敷臉的過程持續噴濕，因為面膜紙攜帶水分的能力有限，很快就會被皮膚吸收，所以需要重複噴濕以保持源源不斷的水分輸入，敷臉的過程一般在 15～20 分鐘，如果時間允許，可以每天敷臉，替代爽膚步驟，然後進行潤膚。純露非常溫和，而且輕透，不會給肌膚帶來任何負擔，所以即使天天敷臉，也不用擔心會長脂肪粒或者其它不良反應，可以安心使用。

　　東方人皮膚正常的 pH 應該在 4.5～6.5，最低可到 4.0，最高可到 9.6，比較優秀的狀態是在 pH5.0～5.5。所以，我們在選擇純露的時候，要留意純露的 pH，將各個純露進行搭配使用，讓皮膚的 pH 處於適合水準，會讓皮膚更健康，吸收能力也更強。收斂性質或 pH 偏低的純露，比如迷迭香、羅馬洋甘菊純露這一類，一般要搭配保濕功效的純露一起使用，像是天竺葵、玫瑰純露等，那些超出皮膚正常 pH 的純露並不是不能使用，反而會有特別的功效，比如岩玫瑰純露的 pH2.9～3.1，雖然很低，但其緊緻肌膚的功效特別好，可以抗衰去皺，所以每一個品種的純露都有自己的特質和優勢，我們要善於搭配，選擇適合自己膚質和需求的純露。

❧ 潤膚

　　無論是市售乳霜還是芳療乳霜，其本質都是水和油乳化的結果。水和油也是乳霜中含量最大的成分，所以它們的好壞，直接決定了乳霜的功效和品質。

　　芳療乳霜以純露來代替水，在水相中可以用不同品種的純露，呈現出非常多樣的功效選擇，適合不同的膚質。油相的選擇則更講究。

　　常見護膚品中的油脂有很多種，按品質從低到高爲：

- 礦物油：礦物油不能被皮膚吸收，會在皮膚表面形成一層膜，造成皮膚肌底嚴重缺水又掩蓋缺水現象，極易出現皺紋和老化現象，且會阻塞毛孔，造成脂肪粒或痘肌。
- 氫化植物油：是一種人工合成油脂，我們已經知道要儘量避免食用氫化植物油，以免影響身體健康。氫化植物油不能爲皮膚提供營養，且有造成粉刺的風險。
- 高溫萃取植物油：高溫可以使油的產量增加，但也會造成營養成分的流失，不適合用於護膚。
- 低溫物理壓榨植物油：這種方法獲得的植物油，較大程度保留了植物油的營養成分，對肌膚非常有益。
- 有機認證植物油：野生及有機認證的植物油，品質更高，護膚功效更好。

天然植物油也有很多品種，比如常見的有荷荷巴油、甜杏仁油、葵花籽油、小麥胚芽油、阿甘油等，對肌膚有全面溫和的護理功效，而玫瑰果油、石榴籽油、沙棘籽油、仙人掌籽油這一類珍稀植物油，產量很低，被譽爲「植物水光針」，對肌膚的保養效果極其卓越。

乳霜質地由兩個因素決定：水油比例以及乳化程度。所以，乳液和面霜實際上是同一個產物，其工藝原理並無太大差異，只是成分的比例不同，造就不同的質地。

芳療乳霜會依據膚質和需求添加不同的精油，實現多樣化的個性選擇，精油的分子很小，一般護膚品成分的相對分子品質是 500～1000，精油分子是 150～225，所以精油可以深入肌膚發揮功效。因此不建議將精油加入普通的市售面霜中，以免精油成爲載體，將防腐劑、香精等成分帶入皮膚底層。

❀ 養膚

芳療界認爲眞正會保養的女人都會用油。油是最源遠流長的一種用法，也是傳統芳香療法沿襲下來最古老的保養術。中國古代的養膚方式，也多是以油質爲基底，西方也一樣，甚至有奢華的油浴（Shirodhara），天然的油脂非常容易吸收，加入精油後，護膚效能更高。

水和油都是皮膚需要的，水相（純露）可以卽時補充水分，油相（植物油）可以實現長效滋潤，二者缺一不可，乳霜很好地結合了水

相和油相，給皮膚水油均衡的滋養，隨著年齡的增長，皮膚對於油分的需求會越來越高，油分含有更高的營養，所以熟齡肌膚非常有必要加入養膚步驟，使用天然植物油和精油呵護肌膚。

真正好的護膚精華油，是容易被皮膚吸收利用的，所以不用擔心太油、長脂肪粒等問題，其實脂肪粒的成因是因為不能吸收，即便是水狀的精華也有可能長脂肪粒，所以關鍵不在於質地，而在於親膚吸收程度。

🍃 面膜

芳療面膜是將精油調配在黏土、蘆薈膠、乳霜等基底中，達到清潔、調理、滋養功效。

深層清潔面膜運用天然黏土（Clays）和純露，調配成泥狀，這些黏土來源於天然火山灰、沉積土等，經過大型的液壓粉碎機研磨，得到非常精細、輕質的黏土，具有強大的吸附能力，可以吸附毛孔中的髒汙，而且非常溫和，還可以搭配精油，使平衡水油、通透毛孔的功效更好。

蘆薈膠是非常好的面膜敷料，將精油調配在蘆薈膠裡，可以實現多樣化的配方，比如美白淡斑、平衡水油、舒敏安撫、痘肌調理、淡化痘印、緊緻嫩膚、曬後修復等功效。

乳霜滋養面膜通常是滋潤度較高的乳霜，厚敷於面部，也可以用作晚安面膜，不需要清洗，為肌膚提供更深度、更長效的滋養呵護。

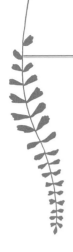

各種膚質與問題肌
適用的精油

　　在配製一個芳療配方之前，需要對皮膚先做分析，了解自己的皮膚類型。膚質一般分為乾性、油性、中性、混合性及敏感性。

　　乾性皮膚的特徵是膚質較細膩、較薄，毛孔不明顯，皮脂分泌少，相對均勻，沒有油膩的感覺，容易長細紋，脫皮，長斑。在秋冬季節或是夏季冷氣房裡，會感覺皮膚很乾，甚至使用保養品時有刺痛感，如果在夜間不進行肌膚保養，第二天起來會覺得皮膚有緊繃感，甚至有細碎的皮屑。平時化妝容易出現卡粉、上妝不服貼等現象。

　　油性皮膚的特徵是臉部油脂分泌旺盛，在夏天尤其顯得油光滿面，不容易長皺紋，毛孔相對粗大，容易產生毛孔堵塞，造成白頭、黑頭粉刺，較容易長痘，如果夜間不進行肌膚保養，第二天也不會覺得皮膚乾，平時化妝容易出油、脫妝。

　　混合性皮膚主要出油在 T 區，臉頰則呈現乾性或偏中性的特徵，T 區毛孔略微粗大，臉頰則毛孔不明顯，偶爾長痘。

　　中性皮膚在各方面都呈現平衡完美的狀態，不油不乾，沒有痘痘也不易長皺紋，不易脫妝，也不易過敏。

敏感肌膚，皮膚薄，易發紅，容易有紅血絲，對護膚品的選擇要格外謹慎，對外界刺激敏感，容易泛紅、發熱、起疹，甚至紅腫。敏感膚質不是獨立的一個標籤，一般來講敏感肌膚容易偏乾，或呈現混合性肌膚狀態，由於現代人的飲食、生活及護膚習慣，敏感肌人越來越多。

　　了解自己的膚質後，就可以來制定自己的芳療護膚配方，比如乾性的皮膚，同時有抗皺的需求，皮膚偶爾還容易敏感，那我們就可以在保濕、抗皺、舒敏裡各選擇一個精油來組合配方，當然，如果一款精油剛好同時符合兩個需求，會是更佳選擇。

各種肌膚適用精油表

精油品種	乾性肌膚	敏感肌膚	平衡水油	去皺嫩膚	美白淡斑	收縮毛孔	淡化痘印	調理痘肌	紅血絲	疤痕
玫瑰	V	V		V	V				V	
檀香	V	V	V	V	V			V	V	V
茉莉	V			V						
橙花	V	V	V	V	V			V	V	V
苦橙葉			V			V	V	V		
佛手柑			V			V		V		
乳香	V	V	V	V			V	V		V
沒藥		V	V	V		V	V	V		V
芹菜籽				V	V		V	V		V

精油品種	乾性肌膚	敏感肌膚	平衡水油	去皺嫩膚	美白淡斑	收縮毛孔	淡化痘印	調理痘肌	紅血絲	疤痕
野胡蘿蔔籽	V			V	V		V			V
廣藿香			V	V			V	V		V
真正薰衣草	V	V		V			V	V		V
穗花薰衣草				V			V	V		V
沉香醇百里香							V	V		
馬鞭草酮迷迭香			V	V	V	V				V
辣薄荷			V			V		V		
快樂鼠尾草			V			V		V		
香蜂花		V	V							
羅馬洋甘菊	V	V						V	V	
德國洋甘菊		V						V	V	
永久花	V	V		V	V		V	V	V	V
玫瑰樟	V	V	V	V	V	V	V	V		V
芳樟		V	V	V	V		V	V		V

精油品種	乾性肌膚	敏感肌膚	平衡水油	去皺嫩膚	美白淡斑	收縮毛孔	淡化痘印	調理痘肌	紅血絲	疤痕
山雞椒			V		V	V		V		
茶樹								V		
香桃木								V		
五脈百千層							V	V		V
北非雪松			V			V		V		
絲柏			V	V		V		V	V	
歐洲刺柏			V			V		V		
玫瑰草	V		V	V	V	V		V		
檸檬草			V			V		V		
玫瑰天竺葵	V		V	V	V	V	V	V		
依蘭			V	V		V		V		

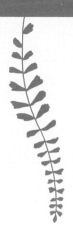

斑點肌的芳療配方

　　斑有很多種，常見的有曬斑、黃褐斑、老年斑、雀斑。精油對於曬斑、黃褐斑的效果不錯，雖然需要一段時間堅持使用，但非常溫和，在淡斑的同時還能調養肌膚，對整體膚質的改善大有助益。淡斑最適合使用膏脂，膏脂可以融合高濃度的精油，同時塗抹在臉上不會馬上被吸收，降低高濃度精油帶來過敏的可能性，緩慢釋放精油效能，長效發揮作用，堅持使用，能讓肌膚如雪，澄淨如蓮，素肌若凝脂。

玫瑰 3 滴	橙花 3 滴
檀香 2 滴	玫瑰天竺葵 2 滴

取石榴籽油、沙棘籽油、玫瑰果油、阿甘油各 5 克，加入純天然蜂蠟 5 克，隔水加熱融化後，滴入以上精油，攪拌均勻，倒入消毒過的膏霜瓶中，置於室溫，待其凝固即可。可視皮膚對精油的耐受度，靈活調整精油比例。

淡斑方　雪蓮凝脂

芳療配方 54

正是時候開始中醫芳療‧下集
54個對證芳療配方

作　　　者 —— 郭恒怡
設　　　計 —— 張巖
內文排版 —— 葉若蒂
主　　　編 —— 楊淑媚
校　　　對 —— 楊淑媚
行銷企劃 —— 謝儀方

第五編輯部總監 —— 梁芳春
董 事 長 —— 趙政岷
出 版 者 —— 時報文化出版企業股份有限公司
　　　　　　　108019 台北市和平西路三段二四〇號七樓
發行專線 —— 02-2306-6842
讀者服務專線 —— 0800-231-705、02-2304-7103
讀者服務傳真 —— 02-2304-6858
郵　　　撥 —— 19344724 時報文化出版公司
信　　　箱 —— 10899 臺北華江橋郵局第 99 信箱
時報悅讀網 —— http://www.readingtimes.com.tw
電子郵件信箱 —— yoho@readingtimes.com.tw
法律顧問 —— 理律法律事務所　陳長文律師、李念祖律師
印　　　刷 —— 勁達印刷有限公司
初版一刷 —— 2023 年 3 月 24 日
定　　　價 —— 新台幣 300 元

時報文化出版公司成立於一九七五年，並於一九九九年股票上櫃公
開發行，於二〇〇八年脫離中時集團非屬旺中，以「尊重智慧與創
意的文化事業」為信念。

正是時候開始中醫芳療.下集,54 個對證芳療配方 / 郭恒怡作 .-- 初版 .-- 臺北市：
時報文化出版企業股份有限公司 ,2023.03　面；　公分
ISBN 978-626-353-578-7(平裝)
1.CST: 芳香療法 2.CST: 香精油 3.CST: 中醫
418.995　　　　　　　　　　　　　　　　　　　　　　　112002392

本作品中文繁體版通過成都天鳶文化傳播有限公司代理，經中國輕工業出版社有限
公司授予時報文化出版企業股份有限公司獨家出版發行，非經書面同意，不得以任
何形式，任意重製轉載。